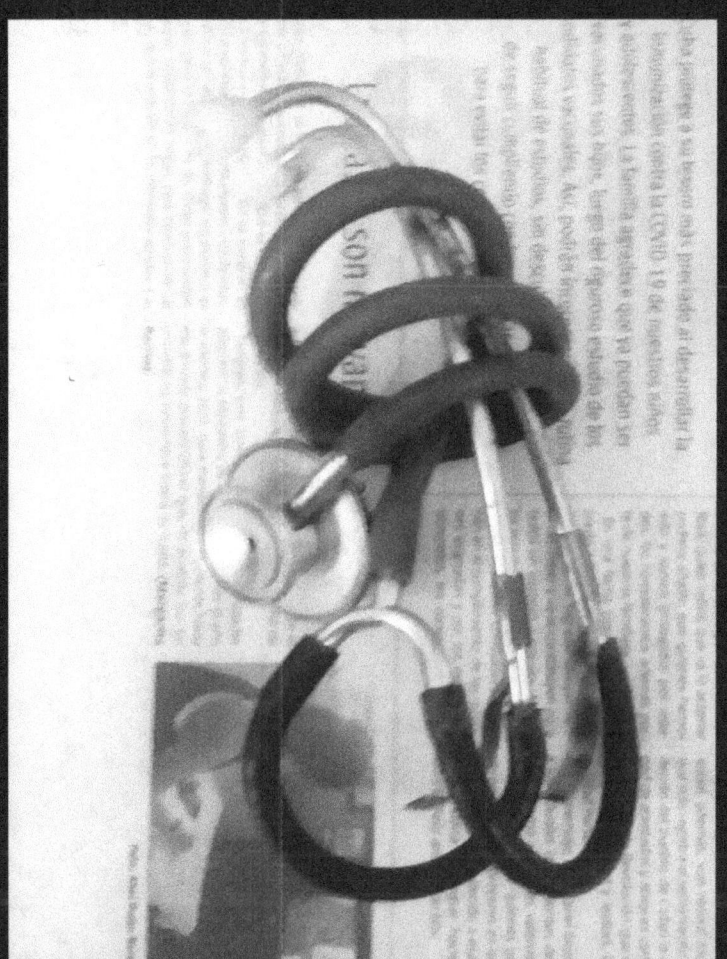

Temas variados de Cardiologia.

Autor: Jorge Serra Colina.

Temas Variados de Cardiología.
Jorge Serra Colina.
Año: 2021.

Titulo original: Temas Variados de Cardiología.

Manual diagnostico y terapéutico.

Primera edición: 2022

© De esta Edición:

© Jorge Serra Colina. 2022.

© Todos los derechos reservados.

Dedicatoria:

A mis amigos de siempre.

Prefacio:

La cardiología es una especialidad medica que en los últimos años ha tenido un gran desarrollo en todos los ordenes, tanto en los medios diagnósticos como en la practica clínica y la terapéutica, todo esto debido al desarrollo de pruebas imagenologicas como el Ecocardiograma bidimensional, tomografía axial, Resonancia magnética, Ecocardiografia transesofagica, la Coronariografia, lo cual ha permitido el diagnóstico certero de enfermedades cardiovasculares (ECV) en pacientes con factores de riesgo; las ECV se consideran como una de las mayores causantes de morbilidad y mortalidad a nivel mundial.

Nosotros como médicos a lo largo de estos años de trabajo frente al paciente, hemos tenido la oportunidad de atender a una gran cantidad de estos con enfermedades cardiovasculares, desde casos con Hipertensión arterial, Cardiopatia isquémica e insuficiencia cardiaca como los mas frecuentes, haciendo énfasis siempre en la detección a tiempo de los factores de riesgo cardiovasculares en cada paciente.

Además hemos atendido casos con enfermedades cardiacas poco frecuentes como el síndrome de Wolf Parkinson White, arritmias por un intenso esfuerzo físico o casos con Cardiopatias congénitas, todo lo cual nos ha servido en nuestra vida profesional para conocer mas sobre esta fascinante área de la medicina, que es la cardiología y así desempeñarnos mejor al momento de atender a algún paciente que presente una afección cardiovascular.

El desarrollo innegable de la ciencia y de la tecnología en las dos primeras décadas del siglo XXI no ha sido ajeno al campo de la Cardiología, lo cual le ha permitido a los médicos de hoy contar con un mayor arsenal de conocimientos, y de medios diagnósticos y terapéuticos que antes no existían, al momento de diagnosticar y tratar un enfermo cardiovascular, logrando en muchos casos un diagnóstico oportuno y de esta manera aumentar la calidad de vida.

El libro que a continuación presentamos, **Temas variados de cardiología**, formado por 12 capítulos, esta estructurado de manera tal que el lector conozca las principales enfermedades cardiovasculares y sus factores de riesgo de una forma escalonada, empezando primero por las características anatómicas y fisiológicas del corazón y los conocimientos básicos de electrocardiografía, para luego adentrarse mas en las diferentes enfermedades cardiovasculares que pueden afectar a un individuo, haciéndose énfasis en la Hipertensión arterial por ser la entidad de mayor prevalencia en nuestro medio y que con mas frecuencia atendemos en la consulta. Después se continúa con el tema de cardiopatía isquémica, que incluye la Angina de pecho, el infarto del miocardio agudo y terminar con una de sus complicaciones la Insuficiencia Cardiaca, para seguir con temas sobre enfermedades cardiovasculares que se ven con menor frecuencia como, la Miocardiopatia dilatada, aneurisma de la aorta torácica, fiebre reumática y por ultimo el tema de tumores cardiacos, por lo que podríamos decir que el libro esta formado por 12 capítulos donde se tratara de abordar el tema de la cardiología y sus contenidos, incluido el diagnostico y el tratamiento. Todo los cuales se expondrán en este libro con la ayuda de imágenes, tablas, clasificaciones y revisiones bibliográficas.

En cada capitulo que conforma el libro se tratara de explicar de una manera resumida y amena las principales enfermedades cardiovasculares que se pueden diagnosticar en una consulta medica de la atención primaria de salud, haciéndose hincapié en el diagnostico y el tratamiento de las mismas. Por lo que a continuación le presentamos el Libro, **Temas variados de Cardiología**, que como su titulo lo indica aborda temas variados de la especialidad de cardiología, y que esperamos le sea útil para su formación profesional como medico y en su trabajo diario; el cual fue realizado mas bien para estudiantes de medicina, internos, médicos de familia, residentes y cardiólogos, y para toda aquella persona que le guste aumentar su nivel de conocimientos al adentrarse mas en el mundo de la Cardiología.

Dr. Jorge Serra Colina.

Indice:

Prefacio..5

Tema. 1: Anatomía del sistema cardiovascular...8

Tema. 2: Electrocardiógrafo digital para la realización de ECG................15

Tema. 3: Hipertensión arterial. Aspectos clínicos y Revisión bibliográfica..20

Tema. 4: Electrocardiograma normal y en pacientes con Hipertensión Arterial. Revisión Bibliográfica...30

Tema. 5: Hipertensión arterial y estrés..35

Tema. 6: Cardiopatía isquémica...40

Tema. 7: Infarto agudo del miocardio. Diagnóstico y tratamiento.. 52

Tema. 8: Insuficiencia Cardiaca. Revisión bibliográfica...........................66

Tema. 9: Miocardiopatia dilatada. Revisión bibliográfica..........................82

Tema. 10: Aneurisma de la Aorta. Revisión bibliográfica........................89

Tema. 11: Fiebre Reumática...98

Tema. 12: Tumores cardiacos. Aspectos clínicos y breve revisión de la bibliografía. 110

Tema. 13: Estenosis mitral..119

Tema. 14: Insuficiencia Mitral..132

Tema. 15: Síndrome de prolapso de la válvula mitral............................138

Titulo: Anatomía del corazón. Conceptos de circulación mayor y menor.

Autor: Jorge Serra Colina.

Introducción:

El recorrido general de la circulación sanguínea se subdivide en dos partes, la circulación mayor y la circulación menor. La circulación mayor o corporal, se inicia en el ventrículo izquierdo del corazón, del cual sale la aorta que lleva la sangre arterial, la cual contiene sustancias nutritivas y el oxigeno que necesitan todos los órganos del cuerpo para su función adecuada, esta es de color rojo escarlata. Después de salir del corazón la arteria aorta se ramifica, dividiéndose en partes, la aorta ascendente, el arco de la aorta, la aorta torácica, la aorta abdominal, y así sucesivamente, hasta llegar a todos los órganos y tejidos del cuerpo, continuándose con las arteriolas y mas adelante con los capilares, que en cada órgano forman los lechos capilares, luego los capilares a su vez se continúan en las vénulas y después en las venas. Se plantea que a nivel de los lechos capilares tiene lugar el metabolismo y el intercambio gaseoso entre la sangre y los tejidos del cuerpo.

La sangre arterial que corre por los capilares, entrega las sustancias nutritivas y el oxigeno, y además en cambio recibe los productos del metabolismo y acido carbónico, todo este proceso se conoce como respiración tisular. Después de todos estos procesos, la sangre que entra en el cauce venoso es pobre en oxigeno y contiene abundante acido carbónico, por lo que se torna de color oscuro, es la sangre venosa. La circulación sanguínea continúa cuando las venas se fusionan en dos grandes troncos venosos: La vena cava superior y la vena cava inferior, que desembocan en el Atrio derecho del corazón, terminando en este lugar anatómico la circulación mayor. Un complemento de la circulación mayor es la circulación cardiaca, que abastece de sangre al propio corazón.

Luego la circulación menor o pulmonar, por que tiene lugar en los pulmones, sirve para abastecer de oxigeno a la sangre. Esta se inicia en el ventrículo derecho, que a través de la válvula auriculo ventricular tricuspidea recibe toda la sangre venosa que llega del atrio derecho, pasando durante la diástole al ventrículo derecho, de aquí parte al ocurrir la sístole cardiaca, hacia el tronco pulmonar, que en los hilios pulmonares, se ramifica en arterias, las cuales se continúan en capilares. En los lechos capilares que rodean a las vesiculas pulmonares, la sangre entrega anhídrido carbónico y recibe a cambio una nueva reserva de oxigeno, este proceso se conoce como Hematosis.

A continuación la sangre oxigenada nuevamente adquiere una coloración rojo escarlata y se hace arterial, que esta enriquecida en oxigeno, pasa desde los capilares pulmonares, hasta las venas, las cuales confluyen en las cuatro venas pulmonares, dos a la izquierda y dos a la derecha, para desembocar en el atrio izquierdo, siendo esta localización donde termina la circulación menor, y después la sangre que llega de los atrios, pasa al ventrículo izquierdo, a través de la válvula mitral, iniciándose otra vez la circulación mayor.

El corazón es un órgano hueco, formado por cavidades, que tiene como función principal la de bombear la sangre a distancia, hasta los diferentes tejidos del organismo, de hecho impulsa con cada latido toda la sangre que le llega del sistema venoso hasta el sistema arterial, con el objetivo de transportar oxigeno y sustancias nutritivas que necesita el ser humano para su metabolismo y a la vez elimina los productos residuales y acarrear sustancias, como las hormonas, desde una parte a otra del organismo, de ahí su importancia para la vida.

Las alteraciones del sistema cardiovascular implica la aparición de trastornos en la regulación general del organismo, que aparecen como consecuencia del fallo de aporte de sangre y oxígeno a los tejidos.

El corazón es un órgano hueco formado principalmente por tejido muscular, que recibe la sangre que llega por los troncos venosos que desembocan en el mismo, y la expulsa a través de la sístole al sistema arterial.

Su cavidad esta dividida en cuatro cámaras: dos atrios, el derecho y el izquierdo y dos ventrículos, el izquierdo y el derecho. El atrio y el ventrículo izquierdos forman el corazón izquierdo o arterial, su nombre esta relacionado con las propiedades de la sangre que contiene, mientras que el atrio y el ventrículo derecho forman el corazón derecho o venoso.

La contracción de los atrios o aurícula derecha e izquierda se efectúa al unisono, al igual que la contracción conjunta de los dos ventrículos, que transcurre en una correlación determinada con la de los atrios.

A la contracción de las paredes musculares de las cámaras cardiacas se le denomina sístole, y a su relajación diástole.

Desarrollo:

El corazón tiene forma parecida a un cono, algo aplastado, donde se distingue un ápice o vértice, una base, las caras, anterosuperior y e inferior, y dos bordes, derecho e izquierdo que delimitan las caras anteriormente mencionadas.

El vértice del corazón es redondeado, y esta dirigido hacia abajo, hacia delante y a la izquierda, alcanzando el quinto espacio intercostal, a una distancia de 8 a 9 cm a la izquierda de la línea media, siendo formado únicamente a expensas del ventrículo izquierdo.

La base del corazón esta dirigida hacia arriba, atrás y a la derecha, estando constituido por las aurículas, y por delante, por la aorta y el tronco pulmonar.

En el Angulo superior derecho del atrio derecho, se encuentra la desembocadura de la vena cava superior, y en el atrio izquierdo, se encuentran los lugares de entrada de las dos venas pulmonares derechas y en el borde izquierdo de la base, los puntos de entrada de las dos venas pulmonares izquierdas.

Los atrios son cámaras que receptan la sangre, mientras que los ventrículos por el contrario, expulsan la sangre desde el corazón hasta las arterias. El atrio derecho y el izquierdo están separados entre si por un septo, el septo interauricular, al igual modo sucede con los dos ventrículos, derecho e izquierdo, que están separados por una pared, el tabique interventricular.

El corazón se halla recubierto por la hoja pericardica, la cual está formado por dos hojas de tipo seroso, la interna (pericardio visceral) y la externa (pericardio parietal). Ambas hojas quedan separadas entre sí (cavidad pericárdica) por una fina capa de fluido lubricante que permite al corazón moverse libremente.

En el ventrículo derecho se distinguien dos porciones cavitarias que, pese a comunicar libremente, se hallan separadas por un anillo de bandas musculares. Se trata de una porción posteroinferior, en la que esta situada la válvula auriculo-ventricular, o valvula tricúspide que contiene los músculos papilares, y de una porción anterosuperior o infundibular, de la cual parte la arteria pulmonar. Por lo tanto, las válvulas tricúspide y la valvula semilunar pulmonar se hallan separadas, siendo la tricúspide de localización inferior y posterior, mientras que la pulmonar esta situada en region superior y anterior.

En el ventrículo izquierdo se observa la válvula auriculoventricular o válvula mitral y la válvula semilunar aórtica, ambas a un mismo nivel, siendo la segunda algo anterior y medial respecto a la primera. Ambas válvulas se hallan, en contraste con el lado derecho, separadas sólo por una pequeña banda fibrosa.

El tabique interventricular es muscular y de un grosor similar al de la pared ventricular izquierda.

Las válvulas auriculoventriculares tricúspide y la mitral están delimitadas por un anillo fibroso no bien definido, en el que se origina o inserta la mayor parte de la musculatura cardíaca. La válvula tricúspide está formada por tres valvas: la anterior, la media o septal y la posterior; mientras que la válvula mitral consta de dos valvas: la anterior o aórtica y la posterior. Las valvas no están separadas por completo, es decir, su comisura o labios no alcanzan el anillo fibroso.

En los bordes irregulares de las valvas se insertan las finas cuerdas tendinosas, las cuales se continúan en grupos con los músculos papilares que nacen de la pared ventricular, existen tres o cuatro en el ventrículo derecho y dos o tres en el ventrículo izquierdo. Al momento de la sístole ventricular las valvas coaptan por la parte de su cara auricular más cercana al borde. La contracción de los músculos papilares impide que se abran hacia la aurícula y regurgite sangre en ese sentido.

La válvula semilunar pulmonar y válvula aórtica constan de tres valvas cada una: una derecha, una izquierda y una posterior para la válvula aórtica, así como anterior, derecha e izquierda para la pulmonar. Las valvas poseen unos bordes algo engrosados, que se adaptan perfectamente entre sí cuando las válvulas están cerradas.

A diferencia de las valvas auriculoventriculares, las semilunares no se insertan en un anillo fibroso, sino que lo hacen en el borde inferior de tres dilataciones respectivas o pequeñas cavidades, los senos de Valsalva, que estan en el origen de las arterias pulmonares y aórtica. Los senos de Valsalva son de pared delgada y tienen particular interés los dos que lindan con las valvas anteriores aórticas, por cuanto en ellos se originan ambas arterias coronarias.

En lo que se refiere al trabajo rítmico del corazón, y en la coordinación de la musculatura cardiaca y sus distintas cámaras, tiene un papel importante el sistema excitoconductor del corazón. A pesar de que la musculatura de los atrios se encuentra separada de los ventrículos por los anillos fibrosos, entre ambos existe una vía de enlace a través del siatema conductor compuesto por un complejo de fibras musculares de estructura y características especiales, conocidas como fibras de Purkinje, cuyas células se caracterizan por su escasez en miofribillas y abundancia en sarcoplasma. En el sistema excito conductor se distinguen nódulos y fascículos. Entre los nódulos se distinguen el nodulo atrioventricular (AV) o (nódulo de aschoff-tawara), que esta situado en la pared del atrio derecho, cerca de la valva interna de la tricúspide.

Y también se encuentre el nódulo sinoatrial (de Keith y flack), que esta situado en la zona de la pared del atrio derecho, entre la vena cava superior y la aurícula derecha, el nódulo se relaciona con la musculatura de los atrios y tiene importancia para su contracción rítmica.

Como vemos además de la estructura valvular y de la musculatura de trabajo del corazón, existe un tejido especializado, encargado de la producción y la conducción del estímulo eléctrico a través del órgano.

El tejido específico de conducción incluye las siguientes estructuras anatómicas: el nódulo sinusal de Keith-Flack, descrito anteriormente, y que esta situado en la aurícula derecha, muy próximo a la desembocadura de la vena cava superior; el nódulo auriculoventricular de Aschoff-Tawara, situado en la porción inferior de la aurícula derecha, muy cerca de la implantación de la valva septal tricúspide, y el fascículo de His, que parte del nódulo AV y transcurre por el borde posterior de la porción membranosa del tabique interventricular, y cuyas ramificaciones más distales constituyen la red subendocárdica de Purkinje, que penetra varios milímetros en la profundidad de la pared ventricular y está en continuidad directa con las fibras miocárdicas ordinarias.

Se describen además tres fascículos auriculares, el anterior con el haz de Bachmann, el medial de Wenckebach y el posterior de Thore, formados de tejido especializado que comunican el nódulo sinusal con el nódulo atrioventricular, por lo que se los denomina fascículos internodales. Estas estructuras, al parecer, también pueden formar ramificaciones de tejido especializado que, comunicando directamente la aurícula con el ventrículo, contribuyen a ciertas arritmias cardíacas.

Desde el punto de vista anatomopatológico, el fascículo o Haz de His y sus ramas tienen una importancia especial para la dinámica cardiaca, pues a menudo están afectados en la enfermedad coronaria. Además, dado que la porción más medial de la válvula aórtica se halla muy próxima al fascículo de His y sus ramas, no es extraño ver que lesiones, agudas o crónicas, de aquélla se compliquen a veces con bloqueos de la conducción AV.

Ell fascículo de His se divide en dos ramas, la derecha que transcurre a lo largo del tabique interventricular, y casi en la punta del ventrículo derecho da lugar a numerosas ramificaciones que se distribuyen por dicha cavidad y la rama izquierda que cruza al lado izquierdo del tabique interventricular, esta ultima desde su origen, da diversas ramificaciones que se distribuyen por el ventrículo izquierdo, pero que pueden agruparse en un grupo más anterior y superior, largo y delgado, y otro más posterior e inferior, corto y grueso.

El hecho de que la rama izquierda se ramifique desde su origen, en contraste con la rama derecha, que lo hace muy distalmente, explica que un bloqueo de rama derecha sea a menudo un hallazgo electrocardiográfico poco significativo, pues puede producirse por una lesión mínima, mientras que un bloqueo de rama izquierda requiere una lesión mucho más extensa e importante.

Circulación coronaria: El conocimiento de la disposición anatómica y de la fisiología de la circulación coronaria es necesario para comprender algunos aspectos de la mayoría de las enfermedades cardíacas y, muy en particular, del infarto de miocardio. Se plantea que la disposición anatómica varía de forma considerable entre los diversos individuos.

La importancia clínica de las arterias coronarias radica en que la lesión aterosclerótica y trombótica de las mismas es la causa del infarto del miocardio y de la angina de pecho. Normalmente suele haber dos arterias coronarias principales: la izquierda, que nace del seno de Valsalva próximo a la valva aórtica anterior izquierda, y la derecha, que se origina en el seno de Valsalva colindante con la valva anterior derecha.

La arteria coronaria izquierda, tras un curso de 0,5-2 cm entre la arteria pulmonar y la aurícula izquierda, se bifurca en una rama descendente anterior y otra denominada circunfleja. La rama descendente anterior (rama interventricular) desciende por el surco interventricular anterior, suele rodear la punta cardíaca y asciende por la cara posterior en un corto trecho. La rama circunfleja recorre el surco AV izquierdo y dobla hacia la izquierda y atrás. La arteria coronaria derecha, tras discurrir entre la arteria pulmonar y la aurícula derecha, pasa por el surco AV derecho hacia atrás y suele descender, como rama interventricular posterior, por el surco interventricular homónimo. En algunos casos, la rama interventricular posterior procede de la rama circunfleja de la arteria coronaria izquierda. Al microscopio se observa que existen numerosas anastomosis entre las diversas ramas coronarias, que en casos de obstrucciones pueden hacerse muy evidentes en la angiografía como circulación colateral, capaz de funcionar de manera eficaz como un mecanismo de reserva.

Las arterias coronarias pequeñas y las arteriolas tienen importancia clínica, En este sentido, se conoce el papel de la "enfermedad de pequeños vasos" y la "angiogénesis" en la insuficiencia cardíaca y en la isquemia.

Las arteriolas coronarias responden fácilmente a estímulos neurohumorales, además de su carácter clásico de bomba aspirante-impelente), en particular a la hipoxemia y a la demanda o consumo de oxígeno por parte del miocardio, dilatándose de tal manera en estas circunstancias que el flujo coronario puede incrementarse considerablemente. Para que tal dilatación sea posible es esencial que el endotelio esté preservado y pueda producir el factor de relajación endotelial.

Las venas coronarias se distribuyen en dos sistemas principales; El sistema del seno coronario que está constituido por venas de recorrido similar al de las arterias coronarias descendente anterior y circunfleja, que llevan la mayor parte de la sangre del ventrículo izquierdo y desembocan, a través del seno coronario (cavidad venosa en el surco AV posterior izquierdo), en la aurícula derecha. Y por otra parte, gran parte de la sangre procedente del ventrículo derecho desemboca también en la aurícula derecha por medio de orificios independientes del seno coronario.

Para finalizar podemos decir que el corazón es un órgano formado por cavidades, que tiene como función principal la de bombear la sangre a distancia, hasta los diferentes tejidos del organismo, de hecho impulsa con cada latido toda la sangre que le llega del sistema venoso hasta el sistema arterial, con el objetivo de transportar oxigeno y sustancias nutritivas que necesita el ser humano para su metabolismo y a la vez elimina los productos residuales y acarrear sustancias, como las hormonas, desde una parte a otra del organismo, de ahí su importancia para la vida.

Cualquier alteración del corazón y de los vasos, ya sea arterial, venoso o linfáticos, tiene interés no sólo por el trastorno que representa en sí mismo, sino también por los problemas de regulación general que puede acarrear como consecuencia del fallo de aporte de sangre y oxígeno a los tejidos.

Por lo que el conocimiento de la anatomía del corazón es importante para el estudio, comprensión y tratamiento de las enfermedades cardiovasculares, reafirmando lo que dijeron los medico antiguos al respecto, quienes decían que la anatomía constituye la base de la medicina.

Bibliografía:

1. Farreras Rozman. Temas de medicina Interna. 14. Edición. Ediciones Hartcourt.Año:2000
2. Juan Jiménez-Castellanos Ballesteros, Carlos Javier Catalina Herrera, Amparo Carmona Bono. Anatomia humana general. Secretariado de publicaciones, Universidad de Sevilla.2007
3. Juan Antonio Suárez Quintanilla, Ignacio Iturrieta Zuazo, Ana Isabel Rodríguez Pérez, Francisco Javier García Esteo. Anatomia humana para estudiantes de ciencias de la salud. Editorial Elsevier, 2da. Edición. 2019

Titulo: Electrocardiógrafo digital para la realización de ECG.

Autor: Jorge Serra Colina.

El electrocardiograma (ECG) es un medio diagnostico fundamental para el estudio de las enfermedades que afectan al corazón, como la cardiopatía isquémica, Anginas de pecho, infarto del miocardio, la hipertrofia ventricular izquierda, la hipertensión arterial, las arritmias cardíacas, y trastornos de la conducción, como el síndrome de preexcitación, entre otras entidades. En general el ECG es útil para el diagnóstico y el estudio evolutivo de la mayoría de las cardiopatías, asi como para descartar otras enfermedades que simulan una cardiopatía y además se utiliza en estudios epidemiológicos.

Es necesario, sin embargo, recordar que un porciento de pacientes afectos de cardiopatía isquémica en ocasiones puede presentar un ECG normal de reposo e incluso de esfuerzo y, asimismo, con alguna frecuencia el ECG se normaliza después de un infarto de miocardio (IMA). Por lo que es necesario a veces interpretar el ECG teniendo en cuenta también el contexto clínico del paciente.

El ECG puede mostrar variantes de la normalidad en relación con el hábito constitucional del paciente, la presencia malformaciones torácicas, raza y sexo, o presentar alteraciones fugaces debidas a múltiples causas como la hiperventilación, hipotermia, ingestión de glucosa o alcohol, alteraciones iónicas, acción de determinados fármacos.

El ECG es un medio diagnóstico que registra la actividad eléctrica del corazón, en específico la actividad de las células cardiacas. Las células cardíacas poseen la propiedad de la excitabilidad, es decir, la de cambiar su polaridad eléctrica transmembrana en respuesta a un estímulo de suficiente amplitud.

En estado de reposo la célula eléctrica está polarizada manteniendo una diferencia de potencial entre el interior y el exterior. Este potencial eléctrico se denomina potencial de reposo transmembrana y se debe a la presencia de una concentración intracelular de potasio unas 30 veces superior a la del medio extracelular, causada por la bomba de sodio que intercambia constantemente sodio y potasio a través del sarcolema.

En respuesta a un estímulo eléctrico o mecánico, la permeabilidad de la membrana se modifica y aparece un movimiento iónico muy rápido a través de ella provocando la despolarización celular. Inmediatamente, el equilibrio iónico tiende a restablecerse de forma progresiva, volviendo el potencial transmembrana a los valores de reposo, es la denominada repolarización celular. Al conjunto de estos cambios iónicos se le denomina potencial de acción transmembrana. Desde el punto de vista fisiológico, el potencial de acción transmembrana se divide en varias fases, resultado de los distintos flujos iónicos a través de la misma.

De forma didáctica se puede decir, que en respuesta a un estímulo se abren los canales de sodio de la membrana permitiendo la entrada masiva y muy rápida de sodio al interior de la célula, pasando el potencial transmembrana de −90 mV a +30 mV. (1)

Es la llamada fase 0 del potencial de acción y representa la despolarización celular. Al inactivarse los canales de sodio se inicia la repolarización ventricular a través básicamente de la activación de los canales de potasio (fases 1 a 3) que devuelven lentamente el equilibrio iónico al potencial de reposo (fase 4). Durante gran parte de la repolarización, la célula es inexcitable ni siquiera ante estímulos de gran magnitud, es el llamado período refractario absoluto. Sin embargo, al final de la fase 3, la aplicación de estímulos superiores a los normales puede despolarizar nuevamente a la célula, es el llamado período refractario relativo. Durante la fase 4, la célula recupera su excitabilidad normal.

No todas las células cardíacas tienen el mismo potencial de acción transmembrana. Así, las células del nódulo sinusal y auriculoventricular (AV) al tener un potencial de reposo menor, presentan una velocidad de despolarización más lenta y un potencial de acción de menor amplitud, mientras que las células musculares y las del tejido específico de conducción, al tener un potencial de reposo mayor, tienen una alta velocidad de despolarización y un potencial de acción de mayor amplitud. La despolarización de una célula cardíaca es estímulo suficiente para que las células vecinas se despolaricen a su vez, iniciándose así la propagación de la onda de activación (es la denominada conductibilidad). Cuanto más rápida sea la despolarización celular, más rápido se propagará el impulso. En las células musculares y las del sistema de conducción la velocidad de propagación será muy alta mientras que en las células nodales ésta será muy lenta. (1)

La activación cardíaca normal se puede observar cuando existe un ritmo sinusal en el ECG. En condiciones normales la activación del corazón se inicia en el nódulo sinusal al poseer éste el mayor grado de automatismo. La onda de activación así iniciada se propaga desde la parte alta de la aurícula derecha hacia el resto de las aurículas derecha e izquierda, conformando la despolarización auricular, expresada en el electrocardiograma (ECG) como la onda P. La frecuencia a la cual el nódulo sinusal (y en consecuencia el resto del corazón) se despolariza espontáneamente depende del propio automatismo del nódulo sinusal y de la influencia que sobre él ejerce el sistema nervioso autónomo.

En fases de predominio del sistema simpático el automatismo se acelera y en fases de predominio del sistema parasimpático el automatismo se retarda. Una vez activadas las aurículas el impulso eléctrico llega al nódulo AV en donde, como ya se ha comentado, la presencia de un potencial de acción lento determina una velocidad de propagación también muy lenta y por tanto se retrasa la conducción resultando en el intervalo PR en el ECG. Una vez sobrepasado el nódulo AV el impulso llega al haz de His, donde la velocidad de conducción es máxima, llegando rápidamente la onda de activación a través de las ramas y del tejido de Purkinje al tejido muscular del ventrículo y se produce la activación ventricular y el complejo QRS del ECG. La repolarizacion ventricular se expresa en el ECG en el segmento ST y la onda T.

La electrocardiografía como señalamos se basa en el estudio de la inscripción en papel de la actividad eléctrica cardíaca llevada a cabo por un electrocardiógrafo.

Para cada ciclo cardiaco el electrocardiograma mostrará sucesivamente la onda de despolarización auricular (onda P),un intervalo plano correspondiente al paso del impulso a través del sistema His-Purkinje que incluye ramas y fascículos (intervalo PR),las ondas de despolarizacion ventricular (complejo QRS) y la repolarización ventricular (segmento ST y onda T).

El ritmo sinusal normal en reposo oscila entre 60 y 100 latidos/ min. La frecuencia cardíaca en el ECG se puede medir aproximadamente de acuerdo con el número de espacios de 0,20 seg que hay en un ciclo RR. (1)

La repolarización auricular comúnmente esta oculta por las importantes fuerzas de la despolarizacion ventricular que suceden simultáneamente. Al terminar la onda T aparecerá un intervalo plano correspondiente al periodo de reposo eléctrico diastólico (intervaloT-P) de cuya duración depende la frecuencia cardiaca.

El electrocardiógrafo mostrara la actividad eléctrica recibida a través de cables que parten de los electrodos exploradores desde diferentes puntos, estas son las derivaciones. El equipo amplificara las señales eléctricas y mediante un galvanómetro dará lugar al movimiento de inscripción de la aguja en el papel. Pero con el paso del tiempo han surgido equipos de electrocardiografía digitales, mucho mejores en cuanto a su calidad y más exactos.

Las derivación se designa a partir de las diferentes formas en que son ubicados los electrodos, que tienen como objetivo el de obtener el trazado elctrocardiografico. Se plantea que cada electrodo colocado en el cuerpo o en el area cardiaca para realizar el trazado electrocardiografico, traduce en el papel una topografía del área cardiaca de acuerdo con su ubicación, por ejemplo existen 12 derivaciones, las bipolares que son DI, DII, DIII, y 9 derivaciones unipolares, que son las de miembros, AVR, AVL, AVF y las precordiales, V1,V2,V3,V4,V5 y V6.

Las 12 derivaciones convencionales del ECG registran la diferencia de potencial entre los electrodos colocados en la superficie de la piel.

Actualmente existen equipos más modernos que mejoran la calidad de las condiciones de trabajo del personal que realiza los electrocardiogramas (ECG), se utilizan electrocardiógrafos digitales que muestran varias derivaciones simultáneamente debido a sus ventajas en el diagnostico de trastornos del ritmo en pacientes de todas las edades, niños, jóvenes y adultos. Para que el estudio electrocardiográfico sea útil, el registro en papel debe ser de optima calidad.

Imágenes:

Figura no. 1. Se observa electrocardiograma normal, con complejo QRS de amplitud normal en DIII, aVR y en aVF, ondas T asimétricas normales.

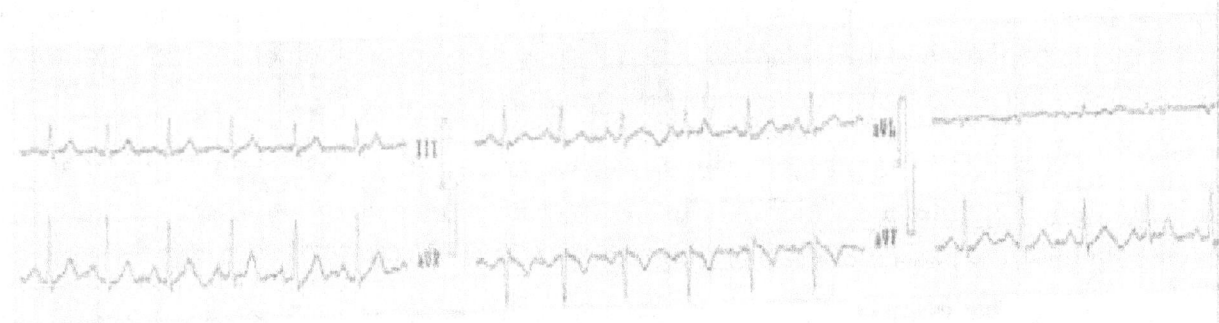

Figura no. 2. Se observa trazado electrocardiografico normal en un hombre de 37 años de edad, con antecedentes personales negativos de cardiopatía hipertensiva primaria.

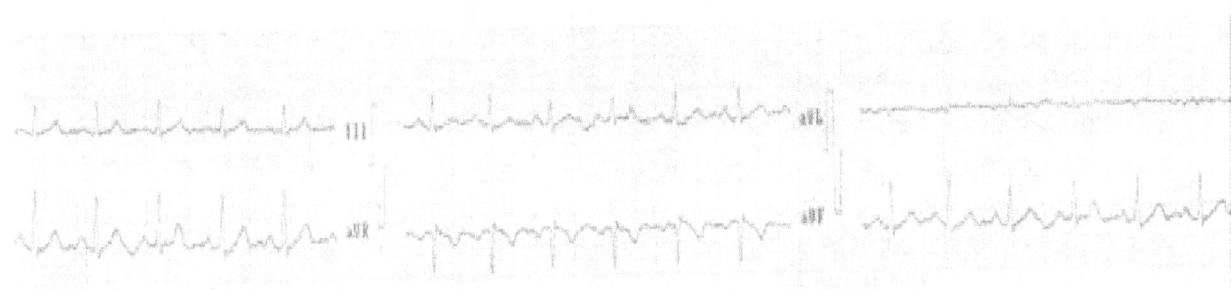

Figura no.3. Se observa las derivaciones precordiales desde la derivación V1 hasta V6, complejos QRS normales.

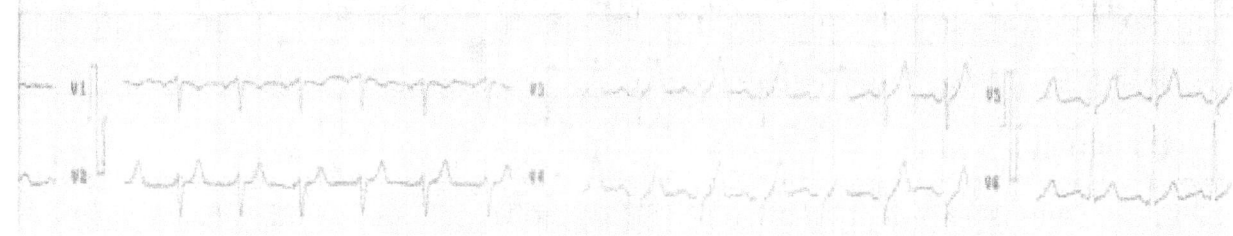

Figura no. 4. Se observa parte del trazado de DII largo, el cual es de aspecto normal.

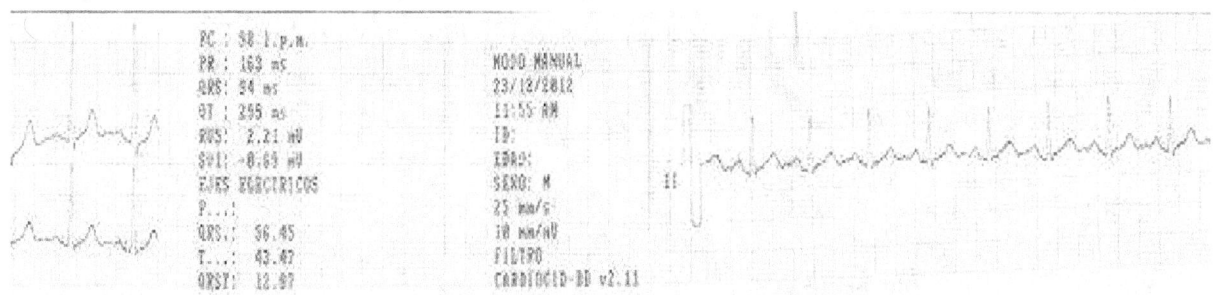

Bibliografía:

1. Farreras Rozman. Temas de medicina Interna. 14. Edición. Ediciones Hartcourt.Año:2000
2. C. Castellano, M.A. Pérez de Juan. Fause Attie. Electrocardiografia clinica. Editorial Elsevier, Madrid, España.2004
3. Jesús Piqueras Flores, Daniel Gómez Ramírez. Electrocardiografia para estudiantes de medicina. Ediciones de la Universidad de Castilla-La Mancha. España.2020

Titulo: Hipertensión arterial. Aspectos clínicos y Revisión bibliográfica.

Autor: Dr. Jorge Serra Colina.

Resumen:

La hipertensión arterial es uno de los problemas de salud pública más importantes del mundo, especialmente en países desarrollados, ya que es una enfermedad frecuente, que por lo general es asintomática, fácil de diagnosticar y de tratar en muchos casos, aunque cursa en otro pacientes teniendo complicaciones agudas, conocidas como hipertensivas y complicaciones crónicas o ateroescleróticas ; reportándose una prevalencia de HTA de 30 % en zonas urbanas y 15 % en zonas rurales. Su importancia desde el punto de vista medico reside en el hecho de que cuanto mayores sean las cifras de presión arterial, tanto sistólica como diastólica, más elevadas serán la morbilidad y la mortalidad de los individuos hipertensos. Por lo tanto es importante el control de las cifras de la HTA, a través de la adherencia al tratamiento, este es un factor determinante, para lo cual se deben trazar estrategias para que los pacientes tengan un mejor apego al tratamiento antihipertensivo y puedan elevar su calidad de vida.

Palabras calves: Hipertensión arterial, Habito de fumar, Arterioesclerosis, Cardiopatia isquémica, Tratamiento antihipertensivo.

Introducción:

La hipertensión arterial es una elevación sostenida de la presión arterial sistólica y/o diastólica que, con toda probabilidad, representa la enfermedad crónica más frecuente en el mundo, afectando a aproximadamente 1000 millones de personas. (1)

La hipertensión arterial es uno de los problemas de salud pública más importantes del mundo, especialmente en países desarrollados, ya que es una enfermedad frecuente, que por lo general es asintomática, fácil de diagnosticar y de tratar, teniendo complicaciones tanto agudas como crónicas, que sino son atendidas de manera adecuada afectan la salud del individuo. Se ha reportado una prevalencia de 30 % en zonas urbanas y 15 % en zonas rurales. (3)

La hipertensión arterial (HTA) es la enfermedad que se produce cuando las cifras de presión arterial, medidas como promedio en tres tomas, con intervalos de tres a siete días entre cada toma, se encuentra por encima de 140 mmHg de tensión arterial sitolica (TAS) y 90 mmHg la tensión arterial diastólica (TAD), Esta definición se aplica a adultos a partir de los 18 años. (3)

Su importancia desde el punto de vista medico reside en el hecho de que cuanto mayores sean las cifras de presión arterial, tanto sistólica como diastólica, más elevadas serán la morbilidad y la mortalidad de los individuos hipertensos. Esto es así en todas las poblaciones estudiadas, en todos los grupos de edad y en ambos sexos. (1)

La relevancia clínica de la hipertensión arterial reside en el incremento del riesgo de padecer enfermedades vasculares que confiere, el cual es controlable con el descenso de la tensión arterial.

Las enfermedades cardiovasculares (ECV) son la principal causa de muerte y discapacidad en los países desarrollados, 17 millones de muertes por año en el mundo, casi un tercio del total, y el 38% del total de las defunciones en España. (6,8)

El 50% de las ECV se deben a la elevación de la presión arterial (PA) motivo por el cual la HTA es considerada como un factor de riesgo cardiovascular de primer orden. (6,9)

En el 85 a 90% de los casos la hipertensión es primaria o esenciales; y en el 5 a 10%, es secundaria a alguna enfermedad, que puede ser por ejemplo una afección parenquimatosa renal bilateral, además estas suelen ser afecciones potencialmente curables. (2)

Se define la Hipertensión arterial (HTA) como las cifras superiores a 140 mmHg sistólica y 90 mmHg la diastólica o que este antecedente se presente en individuos con cifras normales en el momento de la medición de la TA, pero esta bajo medicación hipotensora.

La hipertensión se clasifica en estadio 1 o ligera, cuando la presión sistólica es de 140-159 mm Hg y/o la diastólica de 90-99 mm Hg; estadio 2 o moderada, cuando la presión sistólica es de 160-179 mm Hg y/o la diastólica de 100-109 mm Hg; y estadio 3 o grave, cuando la presión sistólica es igual o superior a 180 mm Hg y/o la diastólica igual o superior a 110 mm Hg.

La prevalencia de la hipertensión sistólica aislada, que no es mas que la presencia de presiones sistólicas de 140 mmHg o mas, y menos de 90 mmHg de presión diastólica, aumentan con la edad hasta por lo menos los 80 años de edad. (2)

La frecuencia de la HTA aumenta con la edad, demostrándose que después de los 50 años casi el 50 % de la población padece de HTA, siendo más frecuente en pacientes mayores de 65 años la presencia de la Hipertensión sistólica. (14).

Los estudios epidemiológicos sugieren una prevalencia entre 50 % y 70 % de hipertensión arterial en las personas de 60 años de edad y más. (4)

La Hipertensión primaria o esencial, es de etiología desconocida; no es probable que sus diversas alteraciones hemodinámicas y fisiopatológicas sean consecuencia de una causa única. La herencia es un factor predisponente pero el mecanismo exacto no está claro. Los factores ambientales (p. ej., Na de la dieta, obesidad, el estrés) parecen actuar tan sólo en personas genéticamente sensibles. (2)

También existe como dijimos la Hipertensión secundaria, la cual es causada por entidades secundaria, entre las que estan las siguientes: enfermedad parenquimatosa renal (p. ej., glomerulonefritis crónica o pielonefritis, enfermedad poliquística renal, enfermedad del colágeno renal, uropatía obstructiva), síndrome de Cushing, aldosteronismo primario, hipertiroidismo, mixedema, coartación aórtica o enfermedad renovascular. Puede acompañar la Hipertensión secundaria también al consumo excesivo de alcohol, anticonceptivos orales, simpaticomiméticos, corticosteroides, entre otros.

La hipertrofia ventricular izquierda y, por último, la dilatación se desarrollan gradualmente. La aterosclerosis coronaria, cerebral, aórtica, renal y periférica son más frecuentes y más graves en los hipertensos porque la hipertensión acelera la aterogénesis.(2)

Para disminuir la morbilidad y la mortalidad por HTA, se debe empezar por la prevención primaria, la detección precoz de los hipertensos, su tratamiento más adecuado, la normalización de las cifras de tensión arterial y finalmente la garantía de un seguimiento, por eso resulta importante elevar el nivel de conocimiento sobre la enfermedad de los pacientes hipertensos y de la población en general. (13)

Desarrollo:

Fisiología de la presión arterial: La Presión Arterial corresponde a la tensión en la pared que genera la sangre que se expele dentro de las arterias, y está determinada por el producto de dos factores: el débito cardíaco y la resistencia periférica total. El débito cardíaco depende de la contractibilidad miocárdica y del volumen circulante intra-torácico. La participación de la frecuencia cardiaca es menor en el débito cardiaco, excepto cuando está en rangos muy extremos. A su vez, la resistencia periférica depende del tono del árbol arterial y de las características estructurales de la pared arterial. (5)

El latido cardíaco sólo inyecta sangre en el árbol arterial durante la fase de la sístole ventricular. Esto determina un flujo pulsátil sobre las paredes de las arterias. Ahora gracias a que la aorta y grandes arterias son distensibles, y elásticas, almacenan en su zona distendida parte de la sangre recibida durante la sístole, la cual es devuelta a la circulación durante la diástole. El hecho anterior determina que también fluya sangre por las arterias durante la diástole, a pesar de que el corazón no expulsa sangre en esa fase de la mecánica cardiaca. (5)

Por lo tanto la tensión arterial sistólica (TAS) depende fundamentalmente del débito cardíaco y la distensibilidad de la aorta y grandes arterias, esta última se expresa a través de la onda de pulso retrógrada. En cambio, la tensión arterial diastólica (TAD) depende fundamentalmente de la resistencia periférica. (5)

Manifestaciones clínicas:

La hipertensión esencial es asintomática, a menos que aparezcan complicaciones en los órganos diana (p. ej., insuficiencia ventricular izquierda, cardiopatía aterosclerótica, insuficiencia cerebrovascular con o sin ictus, insuficiencia renal).

Esto significa que el médico debe medir la presión arterial a todo paciente que asista, sea cual fuere el motivo de la consulta, para si detectar algún caso con HTA. Las personas de 18 años o más, deben tomarse la tensión arterial (TA), al menos una vez al año.

Los síntomas más comunes son totalmente inespecíficos, tales como cefalea, disnea, "mareo" y trastornos de la visión. Respecto a la cefalea, incluyendo la de los pacientes con hipertensión, la mayoría de las veces no tiene relación alguna con el nivel de presión. En ocasiones, el paciente refiere cefalea una vez que sabe que es hipertenso. La cefalea es propia de presiones arteriales diastólicas superiores a 110 mm Hg; se localiza comúnmente en la región occipital, sobre todo en individuos jóvenes, y con frecuencia aparece al despertar por la mañana (a veces la cefalea despierta al paciente).

En ocasiones, los pacientes refieren cierta dificultad al respirar que puede ser secundaria a una coronariopatía isquémica o a insuficiencia cardíaca incipiente.

La visión borrosa puede estar causada por una retinopatía hipertensiva grave. Otras manifestaciones frecuentes son epistaxis, acúfenos, palpitaciones y fatiga muscular.

Otras veces se refieren manifestaciones debidas a complicaciones directas de la hipertensión, como disnea, ortopnea, edema agudo de pulmón o insuficiencia cardíaca congestiva, o a procesos como infarto de miocardio, angina de pecho o dolor propio de la disección de la aorta, descubriéndose entonces hipertensión.

Medios Diagnósticos:

El diagnóstico de la hipertensión esencial depende de la demostración repetida de una PA sistólica o diastólica más alta de lo normal, y de la exclusión de causas secundarias.

La evaluación básica o mínima recomendada en los enfermos con hipertensión consta de historia y exploración física, recuento completo de sangre, análisis de orina, análisis sérico (creatinina, K, Na, glucosa, colesterol total y de las lipoproteínas de alta y baja densidad) y electrocardiograma (ECG).

Fondo de ojo: La exploración del fondo de ojo es de importancia capital para valorar la repercusión sistémica de la hipertensión. Sus hallazgos constituyen el mejor índice del tiempo de evolución de la enfermedad y de su pronóstico. Los dictámenes deben describirse, ya que no basta citar los grados. La retinopatía de grado I se debe, básicamente, a la degeneración hialina de la pared arteriolar, que puede originar un aumento del reflejo a la luz.

El ECG es el método más sencillo para evaluar la afección cardíaca en el hipertenso. Puede detectar trastornos en el sistema de conducción o la presencia de patología coronaria y la presencia de HVI (1,10); Aunque su sensibilidad es baja, las alteraciones que indican hipertrofia ventricular izquierda (HVI) son:

a) cambios en el voltaje, la suma de la onda S más profunda en V_1-V_3, y la onda R más alta en V_5-V_6, mayor de 35 mm (índice de Sokolow)

b) segmento ST, una desviación en el segmento ST en dirección opuesta al complejo QRS;

c) eje QRS, desviación del eje hacia la izquierda de –30º o más.

d) activación QRS, igual o superior a 0,09 seg.

El Ecocardiograma permite detectar con mayor sensibilidad la existencia de hipertrofia ventricular izquierda en más del 50% de los pacientes hipertensos, frente a menos del 10% por ECG. Constituye una herramienta muy útil a la hora de estratificar los pacientes en función de su riesgo cardiovascular, y puede ser de inestimable ayuda tanto en la evaluación inicial como en el seguimiento del paciente hipertenso. (1)

Cuanto más grave sea la hipertensión y más joven el enfermo más amplia debe ser la evaluación. (2)

Tratamiento:

Medidas no farmacológicas. (1,2)

Si bien estas medidas pueden solucionar algunos casos de pacientes con hipertensión ligera (estadio 1), deben considerarse también en el tratamiento general de la HTA. Entre ellas se incluyen las siguientes:

1. Restricción moderada de sal en la dieta (menos de 6 g/día o 100 mmol de sodio/24 horas). La restricción estricta de sodio difícilmente será mantenida largo tiempo por el paciente, por lo que únicamente es recomendable a largo plazo la restricción moderada.
2. Reducción del peso si el índice de masa corporal (IMC), si es superior a 27.
3. Limitar la ingesta de alcohol a 30 mL de etanol puro al día en el hombre (300 mL de vino) y a 15 mL en la mujer o en individuos muy delgados.
4. Efectuar ejercicio físico regular (30-45 min de marcha) al menos 4-5 días por semana. La inactividad es un factor de riesgo cardiovascular. El ejercicio ha de ser isotónico pues el isométrico puede producir aumentos de presión.
5. Evitar, en lo posible, el estrés emocional y ambiental; las técnicas de relajación no han demostrado su eficacia a largo plazo.
6. Mantener una adecuada ingesta de potasio (90 mmol/día), calcio y magnesio. Reducir la ingesta de colesterol y de grasas saturadas de la dieta.
7. Dejar de fumar y tratar los demás factores de riesgo asociados (diabetes, dislipidemias, etc.). El tabaquismo multiplica el riesgo cardiovascular, puede desencadenar una fase maligna de la hipertensión y acelera la arteriosclerosis.

Fármacos antihipertensivos:

El conocimiento del mecanismo de acción y de los efectos indeseables de los fármacos antihipertensivos es fundamental para elegir los más adecuados.

La mayoría de las autoridades aceptarían que los pacientes con PA sistólica media de 140 a 159 mm Hg por término medio y/o PA diastólica de 90 a 94 mm Hg deben recibir farmacoterapia antihipertensiva si los cambios en el estilo de vida no modifican la TA. El beneficio de la farmacoterapia en enfermos con hipertensión en fase 1 es indudable. (2)

A) Diureticos: Los diuréticos tiazídicos son los más indicados en el tratamiento de la hipertensión, se consideran medicamentos de primera línea para tratar la HTA, solos o combinados con otro medicamento antihipertensivo. Su máximo efecto antihipertensivo se produce a partir de las 3 semanas. También existen otros diuréticos más potentes, como la furosemida y la bumetadina, que actúan inhibiendo el cotransporte Na^+-K^+-$2Cl^-$ en la porción ascendente del asa de Henle, por su corta duración son menos efectivos como antihipertensivos que las tiazidas y presentan más efectos secundarios.

B) **Bloqueadores de los receptores betadrenérgicos:** Estos fármacos antagonizan competitivamente el efecto de las catecolaminas sobre los receptores beta adrenérgicos. Los mecanismos de acción antihipertensivos de los bloqueadores beta son múltiples: *1.* Sobre el corazón producen una disminución del gasto cardíaco, por reducción de la frecuencia y de la contractilidad miocárdicas, y un descenso del consumo de oxígeno miocárdico. Los bloqueadores beta están contraindicados en los pacientes con insuficiencia cardíaca congestiva grave, bradicardia, enfermedad respiratoria obstructiva y bloqueos auriculo-ventriculares.

C) **Inhibidores de la enzima conversora de la angiotensina (IECA):** El captopril se absorbe con rapidez, aunque debe administrarse 1 h antes o 2 h después de la ingesta de alimentos. Estos actúan en la enzima conversor (cininasa II), que convierte la angiotensina I en II y degrada las bradicininas. Por tanto, estos fármacos son muy efectivos ante concentraciones plasmáticas de renina elevadas (hipertensión vasculorrenal, hipertensión maligna, etc.), pero también en la hipertensión esencial. También existe el Enalapril, que se absorben independientemente de la ingesta de alimentos.

Todos los IECA tienen tendencia a producir tos, debido al efecto farmacológico de inhibir el metabolismo de las bradicininas.

D) **Antagonistas del receptor de la angiotensina (ARA):** Son fármacos inhibidores selectivos de los receptores AT_1 de la angiotensina II. Entre estos estan, el Losartan potásico, que es además uricosúrico, efecto que no depende del bloqueo de los receptores de la angiotensina pues no se observa con otros medicamentos de la misma familia, como el valsartan, irbesartan y el candesartan.

E) **Antagonistas del calcio:** Se trata de un conjunto de fármacos que disminuyen el calcio intracelular al inhibir, sobre todo, sus canales lentos de membrana. Este efecto en la fibra muscular lisa arteriolar provoca vasodilatación. Hay básicamente dos tipos:

-Dihidropiridínicos (amlodipino, felodipino, nifedipino, nitrendipino), que no afectan la conducción auriculoventricular y -No dihidropiridínicos (verapamilo y diltiazem) que producen bradicardia y descenso del gasto cardíaco, enlenteciendo la conducción auriculoventricular. Son fármacos alternativos a los beta bloqueadores.

F) **Bloqueadores de los receptores alfadrenérgicos:** prazosina, doxazosina y terazosina) son útiles para el tratamiento de la hipertensión esencial. La prazosina es de corta duración y produce hipotensión ortostática en la primera dosis.

G) Vasodilatadores: La hidralazina, el minoxidilo y el diazóxido actúan relajando la musculatura lisa arteriolar y facilitan la apertura de los canales de potasio (hiperpolarización). Producen taquicardia refleja y aumento del gasto cardíaco, lo que limita su uso en la coronariopatía isquémica. El diazóxido se utiliza por vía intravenosa para tratamientos de urgencia.

H) Fármacos de acción central: La estimulación de los receptores a_2 e imidazolínicos (I_1) del tronco cerebral (ambos presinápticos), provocan una disminución de la actividad simpática eferente. Se utiliza la alfa-metildopa que es un agonista alfa$_2$, la Clonidina actúa sobre los receptores tanto alfa $_2$ como I_1, y la moxonidina es un agonista de los I_1 con poco efecto sobre los alfa$_2$.

Las farmacoterapia debe iniciarse con un diurético o un beta-bloqueante, a menos que estos fármacos estén contraindicados o esté indicada una clase distinta. Si estos fármacos son ineficaces, las clases alternativas adecuadas para el tratamiento inicial son los antagonistas del Calcio, inhibidores de la ECA, antagonistas de los receptores de la angiotensina II, bloqueantes alfa $_1$-adrenérgicos y bloqueantes alfa-beta.(2)

Conclusiones:

La hipertensión arterial (HTA) es el principal factor de riesgo para el desarrollo de enfermedad cardiovascular. (11)
Y se considera un Factor de Riesgo modificable mayor, estableciéndose al respecto que es el principal Factor de Riesgo después de los 45 años de edad.

El enfermo hipertenso no tratado corre un gran riesgo de presentar una insuficiencia ventricular izquierda, un Infarto del miocardio (IMA), hemorragia o infarto cerebral e insuficiencia renal, a una edad precoz. La hipertensión (HTA) es el factor de riesgo más importante del ictus cerebral. Es uno de los tres factores de riesgo (junto con el consumo de cigarrillos y la hipercolesterolemia) que predisponen a la aterosclerosis coronaria. (1,2)

Se plantea en la literatura medica que cuanto más alta es la TA y más graves las alteraciones de la retina en los casos con HTA, peor es el pronóstico en estos pacientes. Por lo tanto es importante el control de las cifras de la HTA, a través de la adherencia al tratamiento, este es un factor determinante en el control de la cifras de la TA, para lo cual se deben trazar estrategias para que los pacientes tengan un mejor apego al tratamiento antihipertensivo y puedan elevar su calidad de vida. (4)

A través de la educación de la población hipertensa en el conocimiento sobre la enfermedad hipertensiva, sus factores de riesgo, la implementación de estrategias destinadas a disminuir hábito de fumar, sedentarismo, consumo de alcohol, sal y grasas saturadas, se ayuda en gran medida a la prevención de la hipertensión arterial.(1,4)

También se debe conocer por los médicos, enfermeras, profesionales de la salud y los pacientes hipertensos, cuales son los factores de riesgo, las principales manifestaciones clínicas de la HTA, sus complicaciones y su tratamiento, lo que muchos denominan autoconocimiento de la HTA, (11,12); todo esto con el objetivo de lograr diagnosticarla a tiempo y así evitar el daño en órganos diana, para que al final se pueda disminuir la morbilidad y la mortalidad asociada a esta frecuente enfermedad.

Bibliografía:

1. Farreras Rozman. Temas de medicina Interna. 14. Edición. Ediciones Hartcourt.Año:2000
2. Manual de Merck. Ediciones Hartcourt, Edición del bicentenario. Decima edición Año:1999
3. Roca Goderich, Reinaldo y colaboradores. Temas de medicina interna. 4ta. Edición, Ecimed. La Habana. Año:2002
4. Maldonado Cantillo Geomina, Rodríguez Salvá Armando, Díaz Perreira Adyys M., Londoño Agudelo Esteban, León Sánchez Milenia .Comportamiento epidemiológico de hipertensión arterial en policlínico. Horizonte sanitario / vol. 19, no. 1, enero - abril 2020 en http://revistas.ujat.mx/index.php/horizonte
5. Tagle Rodrigo. Diagnostico de Hipertensión arterial. Rev. Med. Clin. Condes - 2018; 29(1) 12-20
6. Ávila Lillo, Carmen. La Hipertensión Arterial, Importancia de su prevención. (Trabajo de fin de grado). Facultad de Farmacia, Universidad Complutense. Madrid, España. Junio.2015
7. Comisión Europea e-Health for Safety,review.epractice-en/en/library/302671, 2007
8. Badia X, director. El papel de los medicamentos en el tratamiento de la hipertensión arterial y la prevención del riesgo cardiovascular. El valor del medicamento. Madrid: Fundación Farmainsdustria-Health Outcomes Research Europe; 2002.
9. Banegas J. El problema de la hipertensión arterial en España. Rev Clin Esp 2002;202:12-5
10. C. Castellano, M.A. Pérez de Juan. Fause Attie. Electrocardiografiaclinica. Editorial Elsevier, Madrid, España.2004
11. Herrera-Añazco P y colaboradores. Autoconocimiento, adherencia al tratamiento y control de la Hipertensión arterial en el Perú: Una Revisión Narrativa. Rev Peru Med Exp Salud Publica. 2017;34(3):497-504.
12. Seclén S, Leey J, Villena A, Herrera B, Menacho J, et al. Prevalencia de obesidad, diabetes mellitus, hipertensión arterial e hipercolesterolemia como

factores de riesgo coronario y cerebrovascular en población adulta de la costa, sierra y selva del Perú. Acta Médica Peruana. 1999; 17 (1): 8-12.
13. Lombera Romero F, Barrios Alonso V, Soria Arcos F, Placer Peralta L, Cruz Fernández JM, Tomás Abadal L, et al. Guías de práctica clínica de la Sociedad Española de Cardiología en hipertensión arterial. Rev Esp Cardiol. 2000 [citado 2 dic 2014]; 53(1)
14. The Seventh Report of the Joint National Committee on Prevention, Detection, Evaluation and Treatment of High Blood Pressure (JNC-7). May-2003.

Titulo: Electrocardiograma normal y en pacientes con Hipertensión Arterial. Breve revisión bibliográfica.

Autor: Dr. Jorge Serra Colina.

Resumen:

El electrocardiograma (ECG) es el registro grafico de los cambios de potenciales eléctricos producidos durante la actividad del musculo cardiaco y que son propagados por los tejidos y líquidos orgánicos que rodean al corazón, hacia la superficie corporal. En el caso del paciente con hipertensión arterial (HTA) es de gran importancia en el diagnóstico, pronóstico y para el seguimiento durante el tratamiento. La exploración electrocardiográfica debe figurar en la información basal de la historia clínica de todo paciente con hipertensión arterial. De esta manera las repercusiones de la hipertensión arterial (HTA) sobre el electrocardiograma (ECG) son consecuencia fundamentalmente de la hipertrofia ventricular izquierda (HVI) y de la posible aparición de complicaciones, como la isquemia miocárdica y/o las arritmias. Por lo tanto para el médico de familia el diagnostico temprano de la HVI con los métodos disponibles, en especial el electrocardiograma que es la herramienta diagnostica que esta mas a su alcance, por su fácil accesibilidad, el ECG continua siendo de especial interés en la evaluación y el tratamiento, tanto en el paciente hipertenso como en los pacientes con antecedentes familiares positivos de HTA, pero sin ninguna cardiopatía hipertensiva detectada hasta el momento.

Palabras claves: Electrocardiograma, complejo QRS, Taquicardia, Hipertensión arterial.

Introducción:

El electrocardiograma (ECG) es el registro grafico de los cambios de potenciales eléctricos producidos durante la actividad del musculo cardiaco y que son propagados por los tejidos y líquidos orgánicos que rodean al corazón, hacia la superficie corporal.

Para algunos autores el estudio de la Electrocardiografía está dividida en dos grandes apartados, definidos como módulo teórico y módulo práctico. En el primer módulo, el teórico, se abordan tres temas clásicos de inicio de un curso de electrocardiografía: la génesis del electrocardiograma, los crecimientos auriculares y los ventriculares. (2)

La electrocardiografía clínica es un método diagnostico, siendo una exploración complementaria con alta especificidad, pero con baja sensibilidad. En el caso del paciente con hipertensión arterial es de gran importancia en el diagnóstico, pronóstico y para el seguimiento durante el tratamiento antihipertensivo. La exploración electrocardiográfica debe figurar en la información basal de la historia clínica de todo paciente hipertenso, debido a su indudable valor en la determinación de la isquemia miocárdica y de la sospecha de HVI, para lo cual se confiere mayor valor al criterio de Cornell. (3)

A causa de la alta especificidad y la baja sensibilidad, se le confiere al ECG un valor predictivo positivo muy alto, muchos autores coinciden en no precisar de un Ecocardiograma para confirmar la presencia de una hipertrofia ventricular izquierda (HVI). La prevalencia de HVI observada por ECG en el paciente hipertenso se ha reportado hasta en un 9 % de casos, estudios en consultas especializadas de atención a pacientes con HTA reportan una prevalencia de HVI diagnosticada por ECG entre un 15 y un 25 %. (3,4)

Los cambios en la geometría ventricular ocasionados por la HTA, como son la HVI, ya sea concéntrica o excéntrica, así como el índice de masa ventricular izquierda (IMVI) se han visto relacionados con el incremento en los valores de la duración de la onda P en el ECG. Particularmente la dispersión de la onda P está asociada de forma independiente con el IMVI. (7,8)

En el plano anatómico se observan varios tipos de hipertrofia ventricular izquierda, cuando se utiliza el ecocardiograma como medio diagnsotico.

- A) Hipertrofia concéntrica: Se caracteriza por que existe espesamiento del tabique y de la pared del posterior del ventrículo izquierdo, a expensas del volumen de la cavidad, es una adaptación del ventrículo a la poscarga elevada y sostenida.
- B) Hipertrofia excéntrica: Engrosamiento de la pared con dilatación concomitante de la cavidad, se observa en la fase tardía de la cardiopatía hipertensiva. También es predictora de insuficiencia cardiaca congestiva en la cardiopatía isquémica.
- C) Hipertrofia asimétrica del tabique: Este patrón puede verse en la HTA, pero puede aparecer como entidad asilada y de causa no conocida como en la miocardiopatia primaria.

La masa del ventrículo izquierdo puede aumentar mediante el engrosamiento de la pared o por la dilatación de las cámaras cardiacas, siendo el engrosamiento de la pared secundario a la sobrecarga de presión, mientras que la dilatación suele deberse a la sobrecarga de volumen.

La progresión de la hipertensión arterial al estadio de HVI concéntrica es una fase importante en la aparición de la insuficiencia cardiaca.

Como se planteo anteriormente la prevalencia de la hipertrofia ventricular izquierda observada por electrocardiograma en el paciente hipertenso, se ha reportado, hasta en un 9 % de los casos según algunos autores. Se han descrito diferentes índices para la aproximación al diagnóstico de la hipertrofia ventricular izquierda, entre ellos el índice de Sokolow y el de Cornell. (3)

Desde un punto de vista clínico, el diagnóstico de HVI constituye uno de los pilares de la estratificación del riesgo en hipertensos y su regresión debe ser un objetivo terapéutico. (11)

Como ya se había planteado anteriormente Las arritmias auriculares y ventriculares, ambas, están consideradas comorbilidad de la hipertensión arterial. Los mecanismos implicados son varios e incluyen la hipertrofia ventricular izquierda y la isquemia miocárdica. Se plantea que las personas hipertensas tienen más probabilidades de presentar fibrilación auricular (FA) que los normotensos. (3)

A su vez la HTA esencial o primaria está presente en alrededor del 90 % de los pacientes diagnosticados, y en un 10 % corresponde a la HTA secundaria a otras patologías como el Feocromcitoma, Hipertiroidismo, Enfermedades renales, etc. y además están las secundarias a medicamentos.

Conclusiones:

En un estudio transversal y multicéntrico, donde fueron analizables 3.074 pacientes con HVI , el cual fue realizado en La Coruña, para evaluar si los criterios de Cornell y Sokolow-Lyon permiten identificar a los pacientes con hipertrofia ventricular izquierda (HVI) de distinto perfil y si hay asociación entre la severidad de la hipertrofia y la prevalencia de enfermedad cardiovascular, se llego a la conclusión que Los criterios de HVI de Sokolow-Lyon y Cornell identifican a pacientes de distinto perfil y elevado riesgo cardiovascular, por lo que es recomendable utilizar ambos para aumentar la detección de la HVI electrocardiográfica. Además, que hay relación entre severidad de la HVI electrocardiográfica y la prevalencia de enfermedad cardiovascular establecida. (12)

Como se planteaba anteriormente en el paciente que padece de HTA es frecuente encontrar complejos auriculares prematuros y está incrementado el riesgo de padecer FA, fundamentalmente en pacientes mayores de 65 años de edad. (3,13)

Las repercusiones de la hipertensión arterial (HTA) sobre el electrocardiograma (ECG) son consecuencia fundamentalmente de la hipertrofia ventricular izquierda (HVI) y de la posible aparición de complicaciones, como la isquemia miocárdica y/o las arritmias. (9)

A pesar de la baja sensibilidad del ECG para el diagnóstico de la HVI, este continúa siendo una
herramienta diagnostica complementaria para evaluar el riesgo del paciente con HTA. Sería de gran importancia en la práctica clínica habitual, la correcta y completa lectura del ECG, que sumado a un diagnóstico temprano de la HTA nos ayudaría a la prevención de complicaciones, como son las arritmias asociadas a la HTA. (6)

Por lo tanto para el médico de familia el diagnostico temprano de la HVI con los métodos disponibles, en especial el electrocardiograma que es la herramienta diagnostica que esta mas a su alcance, por su fácil accesibilidad, el ECG continua siendo de especial interés en la evaluación y el tratamiento, tanto en el paciente hipertenso como en los pacientes con antecedentes familiares positivos de HTA, pero sin ninguna cardiopatía hipertensiva detectada hasta el momento.

Bibliografía:

1. Farreras Rozman. Temas de medicina Interna. 14. Edición. Ediciones Hartcourt.Año:2000
2. Arribas, Fernando. Sistema tutor en electrocardiografía. Unidad 1. Servicio de Cardiología. Hospital 12 de Octubre. Madrid. Publicado en Rev Esp Cardiol. 2000;53:474. - vol.53 núm 3
3. Elibet Chávez González y cols. El electrocardiograma del paciente hipertenso. Dispersión de la onda P: nueva medida a tener en cuenta. Medisur 2010; 8(5)
4. Lozano JV, Redón J, Cea-Calvo L, Fernández-Pérez C, Navarro J, Bonet A.Hipertrofia ventricular izquierda en la población hipertensa española. Estudio ERIC-HTA.Rev Esp Cardiol.2006;59(2):136-42
5. Mirvis DM, Goldberger AL. Electrocardiografía. En: Braunwald E, Zipes DP, Libby P. Braunwald, editores. Cardiología "El libro" de medicina cardiovascular vol 1. 6ta ed.Madrid: Marbán Libros; 2004.p.118.
6. Chávez González E, González Rodríguez E, Carmona Puerta R, Ramos Ramírez R. Arritmias en el paciente hipertenso: ¿cómo prevenirlas? Medicentro.2010;14(3):164-9.
7. Sari I, Davutoglu V, Ozbala B, Ozer O, Baltaci Y, Yavuz S, et al.Acute sleep deprivation is associated with increased electrocardiographic P-wave dispersion in healthy young men and women. Pacing Clin Electrophysiol.2008, apr;31 (4):438-42.
8. Can I, Aytemir K, Demir AU, Deniz A, Ciftci O, Tokgozoglu L, et al.P-wave duration and dispersion in patients with obstructive sleep apnea.Int J Cardiol.2008jan;123(2):210-7.

9. V. Barrios Alonso. Alteraciones electrocardiográficas en la hipertensión arterial, Instituto de Cardiología. Hospital Ramón y Cajal. Madrid. Hipertensión. Vol. 18, Num. 5, 2001
10. Barrios V, Jiménez JJ. Corazón e hipertensión arterial. En: Ruilope LM, ed. Nuevas fronteras en hipertensión. Barcelona: Doyma, 1998; 29-63.
11. 2003 European Society of Hypertension-European Society of Cardiology guidelines for management of arterial hypertension. J Hypertens. 2003;21:1011-53.
12. José R. González-Juanatey, Luis Cea-Calvo, Vicente Bertomeu y Joaquín Aznar, et al. Criterios electrocardiográficos de hipertrofia ventricular izquierda. Estudio VIIDA. Rev Esp Cardiol. 2007;60(2):148-56
13. Kauffmann R. Manifestaciones cardiacas de la HTA. Departamento de enfermedades cardiovasculares.Rev Med. Clínica Las Condes.2005Abr;16(2):104-9.

Titulo: Hipertensión arterial y estrés.

Autor: Dr. Jorge Serra Colina.

Introducción:

Es bien conocida la asociación de la hipertensión arterial con factores de riesgo como la obesidad, el sedentarismo, el hábito de fumar, y el sexo, la edad avanzada, los antecedentes familiares, además de los factores favorecedores de la formación de la placa de ateroma en las arterias. Ademas de estos factores muchos especialistas en medicina creen que es importante además de tener en cuenta los factores de riesgo tradicionales de la medicina clásica, la evolución hacia la medicina del comportamiento, que interrelaciona los factores sociales, económicos, y ambientales que influyen sobre el individuo. Al analizar lo anteriormente señalado no dejariamos de pensar en la relación existente entre los procesos psíquicos y la influencia que tienen sobre el desarrollo de HTA y sus complicaciones.

La hipertensión arterial se clasifica en hipertensión arterial primaria y la hipertensión secundaria a otras patologías, siendo la de mayor prevalencia la HTA primaria.

La hipertensión primaria o esencial es el tipo de HTA más frecuente, pues representa hasta un 90 % de todos los casos diagnosticados como hipertensos, el porciento restante lo constituye la hipertensión secundaria. La hipertensión arterial afecta alrededor de 1000 millones de personas en el mundo.(9)

Dentro de los factores de riesgo de la HTA se reconocen algunos de carácter genético y otros de carácter psicosocial. Entre los primeros se destacan la edad, el sexo, la raza y los antecedentes familiares de HTA. Dentro de los factores de riesgo psicosocial se destacan aquellos comportamientos que hacen a la persona más vulnerable a padecer el trastorno, tales como hábitos dietéticos inadecuados, el habito de fumar, ingestión de bebidas alcoholicas, sedentarismo y el estrés.

La medición del estrés es difícil porque es un fenómeno en gran medida subjetivo y depende mucho de lo individual, por lo cual no es fácil determinar medidas objetivas del estrés. En estudios realizados con resonancia magnética funcional y tests de estrés, se pudo observar que los estímulos estresantes activan áreas de la corteza prefrontal, como asimismo de la ínsula, circunvolución del cíngulo, y del cerebelo.(1)

El estrés agudo ha sido observado repetidamente y estudiado sobre grupos poblacionales, como en casos de desastres naturales, como los terremotos ocurridos en la Costa Oeste de los Estados Unidos de Norteamérica y en el Japón. (2)

La incidencia de eventos y la mortalidad por enfermedad cardiovascular, observadas después del terremoto de Los Ángeles de 1994 se compararon con eventos coronarios ocurridos, en el mismo período, el año anterior. (2,3)
Esta comparación puso en evidencia un notable incremento de ataques cardíacos el día del sismo, seguido luego por un cierto descenso de estos en los días subsiguientes.
La explicación de este hecho muy probablemente sea que esas personas (que sufrieron eventos fatales o no, tenían placas vulnerables y el estrés ocasionado por el terremoto fue suficiente para desencadenar la ruptura de aquella y la trombosis aguda.(3)

Se ha descrito en la literatura que en personas que sufren estrés, se produce un aumento de liberación de catecolaminas, lo cual explicaría el aumento de las cifras de la tensión arterial a causa del estrés, por ejemplo, Kario y colaboradores estudiaron los eventos relacionados con el sismo ocurrido en Japón en 1995, y observaron que, durante el año anterior al episodio, la mayoría de los infartos se produjeron entre las 5 y las 11 de la mañana, tal como se ha visto en numerosas series que, por otra parte, condujeron a la deducción de que existen factores predisponentes en ese horario, como una mayor secreción de catecolaminas y de sustancias pro-trombóticas, entre otros.(4, 5)

Desarrollo: Respuesta fisiológica o mecanismo de producción de la hipertensión arterial que aparece durante el estrés.

Existen otros estudios que ponen de manifiesto la relación del a HTA y el estrés, por ejemplo el estudio Cornell intentó demostrar que existe asociación entre tensión laboral y aumento de la PA, como paso previo para el desarrollo de enfermedades cardiovasculares. En este estudio se consideraron casos clínicos de personas hipertensas y controles normotensos. Además se midieron los factores de riesgo relacionados con la Tensión arterial y la tensión laboral, a través de un cuestionario. El hallazgo de este estudio fue que los individuos, sobre todo los varones, fueron más propensos al desarrollo de HTA en respuesta al estrés laboral, independientemente de la edad, raza, índice de masa corporal, ingestión de alcohol, consumo de tabaco, sodio de la dieta y nivel de educación.(6)

Por otra parte el Dr. Fernando Núñez de Villavicencio en el tomo II del libro de Psicología médica(8), explica este mecanismo de Hipertensión arterial causada por estrés de la siguiente forma:

Ante una situación concreta de estrés, en el sistema cardiovascular se producen una serie de cambios bioquímicos y fisiológicos característicos, mediados por la activación del sistema nervioso simpático. Estos cambios incluyen el incremento de la frecuencia cardíaca y la constricción de las arterias principales (envueltas en pequeñísimos músculos circulares inervados por esta rama del sistema nervioso autónomo), lo que provoca un inevitable aumento de la presión arterial. En particular, las arterias del sistema mesentérico que canalizan la sangre al tracto digestivo, así como las que suministran sangre a los riñones y a la piel, se constriñen, lo que facilita el aporte sanguíneo a la musculatura y al cerebro.

Por otra parte, la vasopresina u hormona antidiurética secretada desde la hipófisis posterior, hace que los riñones disminuyan la formación de orina, lo cual provoca una disminución de la eliminación de agua, efecto que aumenta el volumen sanguíneo y por ende la presión arterial.

En resumen, los mecanismos responsables del aumento de la presión arterial por el estrés son los siguientes:

1) en el aparato cardiovascular el estrés determina un incremento del gasto cardíaco por aumento de la frecuencia cardíaca. No se producen cambios en las resistencias periféricas totales, aunque sí en los flujos regionales, con aumento de la perfusión en el sistema muscular esquelético, corazón y cerebro, y descenso en las áreas esplácnica y renal.
2) el aumento observado en la frecuencia cardíaca (FC) se acompaña de un incremento significativo y paralelo de adrenalina y noradrenalina. También hay datos que demuestran que el estrés provoca la activación del sistema renina-angiotensina-aldosterona, así como aumentos de la hormona ACTH (adenocorticotropica) , el cortisol y la vasopresina (ADH). Estas respuestas hormonales pueden contribuir al aumento de las cifras de PA inducido por el estrés.

La valoración de los mecanismos que posibilitan la estrecha relación entre el estrés y las cifras de tensión arterial permite reconocer que es la estimulación simpatica producida por via cortico-hipotalamo-hipofisiaria, la responsanble del alza de la tensión arterial, al determinar la vasoconstricción por el infujo directo sobre la pared arteriolar y por la acción sistémica humoral debido al incremento de la noradrenalina circulante; mecanismos que se unen al aumento notable del volumen por minuto debido al incremento de la frecuencia cardiaca y delas potencialidades contráctiles del miocardio. Asi como el aumento de la volemia como resultado de la contractura de la musculatura estriada de forma generalizada.

Estas respuestas ante el estrés determinan además una notable disminución del flujo renal con la consiguiente liberación de renina, cuyo efecto hipertensivo ha sido demostrado.

También se habla que en situaciones de estrés mantenido, hay una repercusión hemodinámica, a la que se suman, por la via cortico-hipotálamo-hipofisiaria, la acción de la hormona ACTH, con la consiguiente repercusión en la glándula suprarrenal , la cual estimula en la misma, la producción de mineralocorticoides como la aldosterona, de glucocorticoides como la hidrocortisona, siendo sin dudas la aldosterona , por su efecto estimulante de la reabsorción de sodio y agua en el túbulo distal de la nefrona del riñón, la principal responsable del efecto hipertensivo.

Para terminar se dice que la via cortico-hipotalamo –hipofisiaria particpa también en el incremento de la producción de hormona antidiuretica (ADH), y por lo tanto de la volemia,como se dijo anteriormente, y al aumentar la volemia, aumenta la tensión arterial.

Conclusiones:

Por lo que podemos concluir que el estrés puede incluirse junto a los demás factores de riesgo de la HTA, ya sean modificables o no, y por lo tanto evitar el estrés permitiría controlar nuestra tensión arterial, lo cual ayuda a mejorar nuestra salud y nuestra calidad de vida.

No obstante existen otros trabajos que plantean que actualmente no se cuenta con suficiente evidencia científica que corroboré la relación estrés e hipertensión, al plantear además que se debería seleccionar muestras más grandes y homogéneas como así también utilizar instrumentos validados para la medición del estrés de los participantes. (7)

Bibliografía:

1. Gianaros, P.J.; Jennings, R.J. y col. Heightened functional neural activation to psychological stress covaries with exaggerated blood pressure reactivity. Hypertension 2007;49:134-140.
2. Claudio A. Bellido, Eduardo J. Rusak. Estrés e hipertensión arterial. Capitulo:109. Año.2002
3. Kloner, R.A.; Leor, J. y col. Population-based analysis of the effect of the Northridge earthquake on cardiac death in Los Angeles County, California. J Am Col Cardiol 1997;30:1174-1180.
4. Kario, K.; Matsuo, T. y col. Earthquake induced potentiation of acute risk factors in hypertensive elderly patients: possible triggering of cardiovascular events after a major earthquake. J Am Coll Cardiol 1997;29:926-933.

5. Kario, K.; Matsuo, T. y col. Factors associated with the occurrence and magnitude of an earthquake-induced increases in blood pressure. Am J Med 2001; 111: 379-384.
6. Schnall, P.L.; Pieper, C. y col. The relationship between 'job strain,' workplace diastolic blood pressure, and left ventricular mass index. Results of a case-control study. JAMA 1990; 263:1929-1935.
7. Pablo Aníbal Stoyanovich. Estrés como factor de riesgo en hipertensión arterial. Una revisión sistemática. Universidade da Coruña. Trabajo de fin de grado en enfermería. Curso académico.2018-2019.
8. Núñez de Villavicencio Porro Fernando y colaboradores. Psicología Medica, tomo II, Editorial de Ciencias medicas, PYE, La Habana, año:1991. Capitulo:6. Pagina 45-48.
9. Farreras Rozman. Temas de medicina Interna. 14. Edición. Ediciones Hartcourt.Año:2000

Titulo: Cardiopatía isquémica. Diagnóstico y tratamiento.

Autor: Jorge Serra Colina.

Introducción:

La cardiopatía isquémica es una patología que implica una importante cantidad de gastos en el área de la salud pública, por lo cual es importante conocer sobre su manejo, concepto, la prevalencia, epidemiología, fisiopatología, diagnostico y las medidas terapéuticas para controlar este síndrome.

Las enfermedades cardiovasculares actualmente son una de las principales causas de mortalidad en el mundo, incluyendo la enfermedad arterial coronaria que es la de mayor prevalencia.

La isquemia es una situación producida por la falta de oxígeno y la eliminación inadecuada de los metabolitos; causada casi siempre por una disminución del flujo sanguíneo a través de las arterias coronarias, lo que conlleva a isquemia del miocardio. Por este motivo, las manifestaciones clínicas y las consecuencias anatomopatológicas de la isquemia coronaria se pueden nombrar por muchos como cardiopatía isquémica o enfermedad coronaria.

De igual forma, la reducción del flujo coronario es secundaria, en la mayoría de los casos, a lesiones ateroscleroticas; ello explica que los términos cardiopatía coronaria y aterosclerosis coronaria, sin embargo, la embolia, el espasmo o la arteritis coronaria pueden ser otras causas de isquemia cuyos síntomas son, a menudo, indistinguibles de los producidos por la aterosclerosis.

La prevalencia de esta enfermedad varía ampliamente de unas áreas geográficas a otras; la cardiopatía isquémica continúa siendo la primera causa de mortalidad en la mayoría de los países industrializados, ocasionando entre el 12 y el 45% de todas las defunciones. (1)

La cardiopatía isquémica todavía constituye un grave problema sanitario y uno de los motivos de consulta más frecuentes en España.

La mortalidad por cardiopatía isquémica en España en 1994 para los varones fue de 106,3 por 100.000, mientras que para las mujeres fue de 76,2. Las tasas ajustadas por edad para ese mismo año fueron del 98 y 43 por 100.000 habitantes respectivamente, lo que confirma el descenso que se viene observando en las dos últimas décadas. (1)

Etiología:

Las causas de la enfermedad coronaria son múltiples pero todas actúan a través de dos mecanismos básicos: el aumento de las necesidades del miocardio de oxigeno en presencia de arterias coronarias normales o una reducción del flujo sanguíneo por afectación de los vasos coronarios, siendo este ultimo el mecanismo mas frecuente productor de isquemia, debido a la reducción del flujo sanguíneo por una disminución u obstrucción de la luz arterial.

La etiología de la cardiopatía isquémica es generalmente una obstrucción arterial coronaria por aterosclerosis.

Las patologías mas frecuentes asociadas con la causa de este síndrome cardiopatía isquémica son las siguientes:

1. Ateroesclerosis coronaria: constituye aproximadamente el 90% de los casos de IMA.

2. Cardiopatía isquémica no aterotrombotica. - Causas congénitas (anomalías de las arterias coronarias, fistula coronaria al ventrículo, aneurismas cornarios).

3. Embolias:
- a) Espontaneas: secundarios a endocarditis infecciosa, prolapso mitral, prótesis valvulares, trombos intracavitarios, mixomas, calcificación aortica o mitral, fibroelastoma papilar aórtico, cateterismo o cirugía coronaria.
- b) Iatrogenicos: Cateterismo, cirugía cardiaca, angioplastia, etc.

4. Disecciones coronarias y aortica respectivamente.

5. Arteritis : Arteritis de Takayasu, Enfermedad de Kawasaky, Arteritis sifilítica, Espondilitis anquilosante, Poliarteritis nudosa, Lupus eritematoso diseminado.

6. Vasoespasmo coronario: Secundaria a instrumentaciones, ingestión de bebidas frías, estrés, shock emocional, ejercicios físicos.

7. Traumatismo torácicos.

8. Factores hemodinamicos: anemias severas, estados de shock con o sin pérdida de volumen sanguíneo.

– desequilibrio entre aporte y demanda miocardica de oxigeno: Causas obstructivas en tracto de salida del ventrículo izquierdo, intoxicación por monóxido de carbono, insuficiencia aortica, tirotoxicosis, hipotensión sostenida.

-Trastornos hematológicos: Policitemia vera, trombocitosis, coagulación intravascular diseminada, estados de hipercoagulabilidad.

Clasificación.

Las circunstancias en que aparece el dolor anginoso indican en líneas generales el mecanismo que lo provoca y, a su vez, el conocimiento de éste permite individualizar el tratamiento. Atendiendo a estos criterios, se han propuesto diferentes clasificaciones. La Sociedad Española de Cardiología distingue tres tipos de angina: angina de esfuerzo, de reposo y mixta,etc.

Sus dos formas clínicas generales de presentación, la cardiopatía isquémica estable y el síndrome coronario agudo tienen mecanismos fisiopatogénicos distintos, lo cual implica una actitud terapéutica diferente.(4)

El cuadro clínico y de la electrocardiografía de la cardiopatía isquémica suele ser variable, por lo que se clasifica este síndrome en dos grupos para su mejor comprensión y estudio:

1. Cardiopatía isquémica dolorosa, que incluye la angina de pecho y sus variantes:
a) Angina de reciente comienzo.
b) Angina de esfuerzo.
- estable crónica.
- empeoramiento progresivo.
c) Angina de reposo:
-espontanea
-nocturna.
- angina variante o de prinzmetal.
- post pandrial.
d) Angina mixta.
e) Angina microangiopatica.
f) Angina post infarto.

2. Cardiopatía isquémica no dolorosa:
a) Muerte súbita.
b) Infarto del miocardio silente.
c) Insuficiencia cardiaca secundaria a miocardiopatia.
d) Trastorno del ritmo cardiaco.
e) Trastornos de la conducción eléctrica del corazón.
f) Trastornos inespecíficos de la repolarizacion ventricular.

El síndrome coronario agudo es un tipo de cardiopatía isquémica dolorosa, que puede aparecer de la siguiente forma:
Con elevación del segmento ST (SCACEST): Infarto agudo de miocardio con elevación del ST (IMACEST) y sin elevación del segmento ST (SCASEST)

Infarto agudo del miocardio sin elevación del ST (IMASEST) y angina inestable aguda. (4)

Fisiopatologia:

El corazón es un órgano aerobio que depende totalmente del aporte continuo de oxígeno para su funcionamiento; el metabolismo cardíaco debe producir fosfatos de alta energía continuamente, ya que en cada latido se consume hasta el 5% del total de ATP y creatincinasa (CK) almacenados en el miocardio. Puesto que la producción de estas sustancias por la glucólisis anaerobia es muy limitada, la circulación coronaria ha de suministrar constantemente el oxígeno y los sustratos necesarios.(1)

Por lo que la insuficiencia coronaria puede definirse como un desequilibrio entre la oferta coronaria y la demanda miocárdica de oxígeno. Las causas de la insuficiencia coronaria son múltiples, pero todas ellas actúan a través de dos mecanismos, el aumento desproporcionado de las necesidades miocárdicas de oxígeno en presencia de un árbol coronario normal o una reducción del flujo sanguíneo por afección de los vasos coronarios.

Se plantea que la estenosis aórtica, la hipertensión arterial y la miocardiopatía hipertrófica pueden determinar un aumento considerable de la masa miocárdica, y en consecuencia del consumo de oxígeno, provocando insuficiencia coronaria incluso cuando las arterias coronarias son normales.

La frecuencia de la estenosis aórtica degenerativa o senil ha crecido en los últimos años con el envejecimiento de la población y debe tenerse en cuenta en el diagnóstico diferencial de la angina de pecho de los ancianos. De cualquier forma, el mecanismo más frecuente de isquemia es la reducción del flujo por una disminución u obstrucción de la luz arterial.

La causa más frecuente de insuficiencia coronaria es la reducción del flujo sanguíneo por lesiones ateroscleroticas de las grandes arterias epicárdicas coronarias. Con menor frecuencia, la disminución del flujo se debe al espasmo, que puede localizarse en una placa de ateroma.

La trombosis coronaria es una causa común de oclusión total de la arteria, y aunque en ocasiones puede producirse en un vaso libre de lesiones macroscópicas, los trombos se injertan en general sobre placas aterosclerosas no necesariamente obstructivas. Otras causas menos frecuentes de isquemia coronaria son las embolias, la disección espontánea, la enfermedad de los pequeños vasos y la arteritis.

La aterosclerosis es una enfermedad generalizada que se caracteriza por la formación de ateromas en la pared de las arterias de tamaño grande o intermedio; a diferencia de otras lesiones vasculares, se localiza fundamentalmente en la íntima arterial.

La aterosclerosis es el resultado de una compleja interacción entre el flujo, la sangre y el propio vaso; interacción en la que intervienen, en mayor o menor grado, diferentes procesos como la inflamación endotelial, la proliferación de las células musculares lisas, degeneración y acumulación de lípidos, necrosis y calcificación.

Los factores de riesgo coronarios mas estudiados y que mas influyen la salud del individuo son los trastornos del metabolismo lipidico, el hábito de fumar, la hipertensión arterial y la diabetes mellitus.

Diagnostico diferencial:

Es importante conocer que no todos los dolores precordiales corresponden a una crisis anginosa, debido a que existen otras entidades localizadas o no en el corazón que cursan también con dolor precordial, y con las características de una angina de pecho. Entre estas se destacan las siguientes: (4)

-Afectaciones cardiovasculares: Miocarditis, Endocarditis, Pericarditis, aneurisma disecante de la aorta, cor pulmonale agudo, edema agudo del pulmón, insuficiencia mitral, insuficiencia aortica, Estenosis mitral, estenosis aortica, pericarditis aguda, prolapso mitral.

-Afecciones no cardiovasculares:

A nivel del tórax, Traumatismos, osteocondritis, herpes Zoster, factura costal, enfermedad de la columna vertebral. Enfermedades pleuro pulmonares: Derrame pleural, Pleuritis, neumotórax. Neumonia, Bronconeumonia, Neoplasia de pulmón, embolia o infarto pulmonar, atelectasia.

A nivel del sistema digestivo: Ulcera péptica, Gastritis, esofagitis, Hernia Hiatal, Pancreatitis. Colecistopatias agudas y crónicas,

Otras causas: Anemias severas, Alturas y atmósferas enrarecidas, Trastornos psiconeuroticos y drogas (cocaína y ergotamina).

Angina de pecho (Angor pectoris):

El termino angina fue utilizado por primera vez en 1768 por William Heberden. (1,4)

La Angina de pecho es un síndrome causado por la isquemia del miocardio, que se caracteriza por molestias o presión precordial, típicamente precipitadas por el esfuerzo y aliviadas por el reposo o la nitroglicerina sublingual.

Como ya se ha mencionado, la angina es un concepto clínico y su diagnóstico se basa fundamentalmente en el interrogatorio al paciente con dolor precordial. Cuando las características de éste sugieren su origen coronario, es necesario establecer el tipo de angina y, en consecuencia, la urgencia del tratamiento, así como las exploraciones complementarias indicadas para confirmar el diagnóstico.

Las características que definen el dolor anginoso son: el tipo, la localización, la irradiación, la duración, los factores desencadenantes y las circunstancias que lo alivian. En su forma habitual, los pacientes describen el dolor anginoso como una opresión, un peso o una sensación urente, localizado en la región retrosternal o en toda la cara anterior del tórax e irradiado hacia los brazos, el cuello o la mandíbula.

El mecanismo que provoca la isquemia no siempre es el mismo; con frecuencia se trata de un aumento de las necesidades de oxígeno, provocado por los cambios en la presión arterial y la frecuencia cardíaca (ejercicio y emociones), en un paciente con lesiones ateroesclerosas coronarias, mientras que en otras ocasiones el dolor sobreviene sin causa aparente, sugiriendo que se ha producido una reducción espontánea del aporte de oxígeno.

Al examen físico puede auscultarse un IV ruido, en ocasiones de un soplo de insuficiencia mitral que desaparece al ceder el dolor y que pone en evidencia la isquemia del musculo papilar. Si se realiza un electrocadiograma durante el proceso anginoso, las alteraciones que se observan con mas frecuencia son: Descenso del segmento ST(indica lesión subendocardica), elevación del segmento ST(indica lesión subepicardica), o inversión de la onda T(indica isquemia subepicardica). (4)

El espasmo es otra causa de angina y puede ser idiopático o raramente lo causa una embolia coronaria, como por ejemplo se observa en el infarto del miocardio. También lo pueden causar enfermedades distintas de la aterosclerosis, como la estenosis aórtica calcificada, regurgitación aórtica, estenosis subaórtica hipertrófica, que se presentan con dolor precordial, estas pueden causar directamente la angina al aumentar el trabajo cardíaco o en combinación con una arteriopatia coronaria.(1)

La angina de forma general se puede dividir en dos grandes grupos:

1.La angina estable (crónica de esfuerzo): se observa en pacientes donde la angina de esfuerzo es provocada por la actividad física o por otras situaciones que implican un aumento de la demanda miocárdica de oxígeno. Suele ser breve y desaparecer al interrumpir el ejercicio o con la administración de nitroglicerina. Se denomina inicial si su antigüedad es inferior a un mes, progresiva si ha empeorado durante el último mes en cuanto a frecuencia, intensidad, duración o nivel de esfuerzo en que aparece, y, finalmente, estable si sus características y la capacidad funcional del paciente no se han modificado en el último mes. Su pronóstico global es bueno, con una baja tasa de mortalidad. (4)

La angina de reposo se produce de manera espontánea, sin relación aparente con los cambios en el consumo de oxígeno del miocardio; su duración es variable y en ocasiones los episodios son muy prolongados y el cuadro simula un infarto de miocardio. La angina variante, vasospástica o angina de Prinzmetal es una variedad de la angina de reposo, caracterizada por una elevación transitoria del segmento ST del ECG durante las crisis.

La angina mixta es aquella en la que coexisten la angina de esfuerzo y la de reposo, sin un claro predominio de una de ellas.

2.Angina inestable: Algunos tipos de angina de pecho se consideran formas inestables de la enfermedad coronaria, ya que su evolución es imprevisible y el pronostico es intermedio entre el de la angina de esfuerzo estable y el infarto del miocardio comportándose como un cuadro agudo de isquemia miocardica. La angina inicial, la progresiva y la de reposo son formas de evolución imprevisible y de pronóstico variable, por lo que se agrupan bajo la denominación de angina inestable, siendo su tratamiento diferente en forma considerable del de la angina estable. Su gravedad, riesgo y pronostico son mayores que los de la angina estable y menores que los del infarto del miocardio. En su conjunto estas quedan incluidas en el síndrome coronario agudo sin elevación del ST (SCASEST). (4)

Para abordar mejor este tema se describirán primero las características clínicas, así como el tratamiento de la angina estable, para luego en el siguiente tema tratar sobre el síndrome coronario agudo (SCA), al referirnos al infarto agudo del miocardio específicamente.

Angina de esfuerzo estable o estable crónica: El diagnóstico de la angina de esfuerzo estable se realiza por la relación entre el dolor coronario y el ejercicio. En general, el nivel de esfuerzo necesario para provocar la angina, o umbral de la angina, es constante durante largos períodos de tiempo, de forma que el paciente suele conocer de antemano qué actividades de su vida diaria provocarán el cuadro anginoso.

En algunos casos, sin embargo el umbral puede variara lo largo del dia y presentarse el dolor con los primeros esfuerzos de la mañana, mientras que con el paso del día se toleran los ejercicios mas vigorosos. Se admite que, en estos casos, los cambios en el tono arterial coronario modifican el grado de estenosis y, por tanto, la capacidad de esfuerzo. (1,4)

Si seguimos la clasificación de la Canadian Cardiovascular Society, que lo hace según su gravedad y la limitación funcional que causa al paciente, la angina de esfuerzo se divide en cuatro grados:

Grado I. La actividad física no causa dolor; éste aparece con los esfuerzos extenuantes, rápidos o prolongados.
Grado II. Limitación leve de la actividad física; el dolor aparece al caminar con paso normal dos o más travesías o subir más de un piso.
Grado III. Limitación acusada de la capacidad funcional; el dolor se presenta al subir un piso o caminar con paso normal una travesía.
Grado IV. Incapacidad para llevar a cabo cualquier actividad física sin la aparición de angina; el dolor puede aparecer en reposo.

El examen físico con frecuencia normal, en especial una vez que ha pasado la crisis; una exploración cuidadosa permite descartar otras posibles causas de dolor torácico y detectar factores de riesgo coronario. Al aparecer el dolor de la angina el paciente puede aparecer pálido y con diaforesis. La frecuencia del pulso suele encontrarse aumentada, al igual que la presión arterial.

El hallazgo de hipotensión arterial e insuficiencia cardíaca durante las crisis anginosas se ha señalado como signo de gravedad en el paciente.

Exámenes complementarios:

Electrocardiograma: En una gran cantidad de pacientes con angina estabale, en más del 50 % tiene un ECG normal al reposo y en ausencia de dolor o de la crisis anginosa, el resto puede mostrar los signos electrocardiográficos de un infarto de miocardio antiguo, una depresión del segmento ST o cambios isquémicos de la onda T. En algunos pacientes aparecen además signos de hipertrofia ventricular secundaria a hipertensión arterial, bloqueos de rama, entre otros. El registro del ECG durante la crisis de dolor es de gran utilidad; en estas circunstancias es frecuente la aparición de una depresión del segmento ST, cambios en el voltaje y polaridad de la onda T y, más rara vez, bloqueos de rama o trastornos del ritmo. (1)

Un ECG basal normal no permite descartar la enfermedad coronaria (un error frecuente en la práctica diaria); incluso durante las crisis anginosas el ECG puede permanecer sin cambios o presentar signos inespecíficos, si bien estos casos son poco frecuentes.

Ergometria(prueba de esfuerzo): La prueba de esfuerzo estudia la respuesta clínica y electrocardiográfica a un ejercicio físico programado; constituye una prueba fundamental para el diagnóstico del paciente coronario y, además, proporciona datos sobre su pronóstico y capacidad funcional. (1)

La prueba de esfuerzo se considera positiva si provoca dolor o el segmento ST desciende al menos 1 mm (medido 0,08 seg después del punto J), adoptando una forma horizontal o descendente.

La prueba de esfuerzo está indicada en los siguientes casos:

a) pacientes con dolor anginoso típico y ECG de reposo normal;

b) presencia de dolores atípicos pero sospechosos de ser coronarios.

c) pacientes con ECG anormal pero sin angina.

Se utiliza para evaluar la respuesta al tratamiento, considerándose la prueba de esfuerzo de realización obligada en todo paciente con enfermedad coronaria.

En los pacientes con angina estable se consideran signos de mal pronóstico la aparición precoz (menos de 6 min) de angina o cambios del segmento ST, la depresión de éste superior a 2 mm, la incapacidad para realizar un esfuerzo superior a 5 METS y el descenso de la presión arterial durante el esfuerzo. También resulta extraordinariamente útil para evaluar la respuesta al tratamiento; por todo ello una prueba de esfuerzo es obligada en todo paciente coronario. (1,4)

Ecocardiograma: Este es un método sensible e incruento para el diagnóstico de los defectos segmentarios de la contractilidad y la evaluación global de la función ventricular. De esta forma, el ecocardiograma es fundamental en la evaluación de la función ventricular residual en los pacientes que han sufrido un infarto de miocardio. Tambien permite el diagnóstico de las alteraciones de la contractilidad en enfermos con angina de pecho (miocardio hibernado). Además, se está utilizando en combinación con la prueba de esfuerzo para el diagnóstico de la isquemia miocárdica (ecocardiografía de estrés). Para ello, se valoran las alteraciones segmentarias de la contracción ventricular que aparecen durante el ejercicio como consecuencia de la isquemia. (1,4)

La ecocardiografia en reposo es útil para descartar otras enfermedades, comolas valvulopatias, o la miocardiopatia hipertrófica, como las causantes de los síntomas, para el pronostico se usa la ecocardiografia en pacientes con soplos, con cambios en el ECG o una historia compatible con miocardiopatia hipertrófica y en pacientes con infarto miocardio previo y síntomas o signos de insuficiencia cardiaca.

Angiografia coronaria: es de las pruebas que se realizan para establecer el diagnostico y determinar las opciones de tratamiento, mediante la opacificación del ventrículo izquierdo y de las arterias coronarias, el cateterismo cardíaco permite el análisis de la función ventricular y el conocimiento del grado y la extensión de las lesiones coronarias. Ente sus indicaciones tenemos, el diagnóstico de la enfermedad en pacientes con un cuadro clínico y exploraciones incruentas dudosos o contradictorios y de la localización de las estenosis coronarias en pacientes en los que está indicada la revascularización, el grupo donde están los que no responden al tratamiento médico o tienen signos clínicos de mal pronóstico. La prueba proporciona información anatomica que permite identificar la presencia o ausencia de estenosis de la luz coronaria, definir las opciones terapéuticas, que puede ser tratamiento medico o revascularización miocardica y establecer un pronostico.

Existen otras pruebas que permiten evaluar al paciente con mas exactitud, siendo útiles para el pronostico y el seguimiento de los casos, entre estas tenemos, estudios enzimáticos, cateterismo cardiaco, coronariografia, estudios radioisotopicos, se dice que la prueba de esfuerzo convencional tiene una sensibilidad y una especificidad limitadas para el diagnóstico de insuficiencia coronaria, por lo que la utilización simultánea con la gammagrafía con talio 201 o tecnecio-99 metaestable, aumentando el rendimiento diagnóstico de la prueba. (1)

Estratificación del riesgo.

El pronóstico a largo plazo de la angina estable es variable y las opciones de tratamiento se han ampliado, abarcando desde el simple control de los síntomas a diferentes estrategias para mejorar el pronóstico. Cuando se discute sobre la estratificación del riesgo en la angina estable, por riesgo se entiende el riesgo de muerte cardiovascular, que para muchos incluye también el infarto agudo del miocardio y complicaciones cardiovasculres.

En el caso de ciertas opciones de tratamiento, como la revascularización o la terapia farmacológica intensiva, el beneficio pronostico solo es Parente en subgrupos de alto riesgo, con poco o ningún beneficio en pacientes con buen pronostico. Todo lo cual obliga a identificar a los pacientes de alto riesgo, que se benefician de un tratamiento más agresivo desde el inicio de la valoración de la angina.

La valoración clínica, la respuesta a la prueba de estrés, la cuantificación de la función ventricular, y el grado de cardiopatía isquémica son los cuatro datos calve para la estratificación del riesgo del paciente. Por lo general, la estratificación del riesgo sigue una estructura piramidal, en la que el requisito básico para todos los pacientes es la evaluación clínica, y se continua con estudios no invasores de la isquemia y de la función ventricular, y por ultimo con angiografía coronaria en grupos de población seleccionados. (4)

La historia clínica y el examen físico pueden proporcionar importante información pronostica, que al incluir los estudios electrocardiograficos y los resultados de las pruebas de laboratorio descritas permiten modificar la estimación del riesgo. La diabetes mellitus, la hipertensión, el síndrome metabólico, el tabaquismo, se han mostrado como predictores de resultado adverso en pacientes con angina estable.

Tratamiento:

Las medidas generales incluyen primero aliviar el dolor anginoso, prevenir nuevas crisis o espaciarlas e interrumpir el progreso de la aterosclerosis coronaria, constituyen los tres objetivos principales del tratamiento de la angina estable.

Se recomienda el reposo en cama, entre 48 y 72 h, en dependencia de la severidad del cuadro, son importantes también la sedación y la analgesia con el objetivo de aliviar el dolor.

La nitroglicerina sublingual o el dinitrato de isosorbide son los fármacos de elección para tratar las crisis anginosas, por lo que el paciente debe recibir instrucción para utilizarla de forma adecuada, de esta forma se previene la aparición de isquemia miocardica y angina de pecho.

La vasodilatación es el efecto más importante de los nitratos, estos dilatan venas, arterias y arteriolas de un modo desigual. La actividad antianginosa depende en gran medida de su capacidad para disminuir la demanda de oxigeno por el miocardio, mediante los efectos sobre la circulación sistémica que disminuyen la precarga y las poscarga.

La nitroglicerina debe administrarse tan pronto como aparezca el dolor, el medicamento se fracciona con los dientes y se deja debajo de la lengua, sin deglutir saliva durante unos instantes, cuando se toma por primera vez conviene hacerlo sentado o en decúbito, ya que algunos enfermos experimentan hipotensión y mareos con las dosis habituales (0,3-1 mg).

Cuando se detectan circunstancias que habitualmente desencadenan dolor en el paciente, este debe preventivamente tratarse con nitratos.

Los nitratos (nitroglicerina, dinitrato de isosorbide, nitrito de amilo), betabloqueadores (Atenolol, propanolol, metopropol, esmolol) y antagonistas del calcio (Amlodipino, Felodipino, verapamilo, diltiazem, han demostrado ser eficaces y útiles para mejorar la tolerancia al esfuerzo, y disminuir el numero de episodios dolorosos.

Bibliografía:

1. Farreras Rozman. Temas de medicina Interna. 14. Edición. Ediciones Hartcourt. Año:2000
2. Battilana-Dhoedt, et al. Fisiopatología, perfil epidemiológico y manejo terapéutico en el síndrome coronario agudo. Universidad Nacional de Asunción, Hospital de Clínicas, División de Medicina Cardiovascular. Paraguay, Mem. Inst. Investig. Cienc. Salud. 2020; 18(1):84-96 10.18004/mem.iics/1812-9528/2020.018.01.84-096
3. J.E. Alcalá López, C. Maicas Bellido, P. Hernández Simón y L. Rodríguez Padial. Cardiopatía isquémica: concepto, clasificación, epidemiología, factores de riesgo, pronóstico y prevención. Servicio de Cardiología. Hospital Virgen de la Salud. Toledo. España. Medicine. 2017;12(36):2145-52
4. Albert Cabrera Marcos. Montano Luna José Antonio. Prieto Díaz Vicente. Céspedes Lantigua Luis Augusto, Afecciones cardiacas, Parte XXII, capitulo: 99, en Álvarez Sintes R, Temas de medicina general integral, Principales afecciones en los contextos familiar y social, Volumen IV, Editorial de Ciencias medicas. La Habana. 2014.
5. Manual de Merck. Ediciones Hartcourt. Decima edición. Año: 1999
6. Gagliardi Juan y colaboradores. Consenso de Síndromes Coronarios Crónicos – 2020. Sociedad Argentina de Cardiologia, Revista Argentina de Cardiología, Julio 2020 Vol. 88 SUPL. 5 en www.sac.org.ar

Titulo: Infarto agudo del miocardio. Diagnóstico y tratamiento.

Autor: Jorge Serra Colina.

Introducción:

El infarto agudo del miocardio (IMA), es la necrosis isquémica del miocardio que generalmente es consecuencia de la brusca reducción de la perfusión coronaria a un segmento miocárdico, se considera una de las principales causas de muerte en el mundo desarrollado.

Con este término se designa la necrosis miocárdica aguda de origen isquémico, secundaria generalmente a la oclusión trombótica de una arteria coronaria. Su incidencia varía ampliamente de unas comunidades a otras, oscilando entre el 0,8 y el 7,5 por 1.000 habitantes y por año; existe un claro predominio entre los varones y su mayor incidencia se presenta entre los 55 y los 65 años.(1)

Las enfermedades cardiovasculares actualmente son la principal causa de mortalidad a nivel mundial y entre ellas la enfermedad arterial coronaria es la manifestación más prevalente, de hecho son una de las principales causa de muerte en los países industrializados y también en los países en vías de desarrollo. (8,9)

Los Infarto del miocardio causan mas de 10 000 muertes al año, con un mayor numero de hombres que de mujeres.(9)

El IMA se observa en pacientes con síntomas isquémicos y una elevación del segmento ST en el ECG (IMACEST), donde la gran mayoría presenta elevación típica de los biomarcadores de necrosis miocardica y evolucionan a un infarto del miocardio con onda Q.

El infarto del miocardio actualmente se clasifica en infarto con onda Q y en infarto sin onda Q.

Se describe que el infarto sin onda Q corresponde a aquellos pacientes que presentan una elevación enzimática característica, sin desarrollo de ondas Q en el electrocardiograma.

La causa mas frecuente de un IMA son las lesiones ateroescleroticas que se producen en las arterias coronarias epicardicas, en especifico se originan por la formación de un trombo en el sitio de una placa aterosclerótica complicada.

Pero también se describen otras causas no ateroescleróticas de Infarto del miocardio.

Otras causas de IMA no ateroescleroticas:
1. Arteritis: luética, por lupus eritematoso sistémico, poliarteritis Nudosa, arteritis de Takayasu, granulomatosis, Fiebre reumática, Enfermedad de Kawasaki.
2. Embólica: endocarditis infecciosa, prótesis valvulares, embolia paradójica, mixoma auricular.
3. Engrosamiento mural de las coronarias con enfermedades metabólicas: Mucopolisacaridos, Homocistinuria, Amiloidosis, Enfermedad de Fabry.
4. Anomalías congénitas: nacimiento anómalo de las coronarias, aneurisma, fístula arteriovenosa.
5. Disección aórtica.
6. Traumatismo coronario.
7. Espasmo coronario. Después de suspender la nitroglicerina.
8. Desbalance entre la demanda y el aporte de oxígeno: valvulopatía aortica, hipoxemia grave, Estenosis aortica, hipotensión arterial prolongada, intoxicación por monóxido de carbono, trombocitosis y tirotoxicosis .
9. Infecciones inespecíficas.

Fisiopatología:

La rotura de la placa de ateroma es la circunstancia que desencadena el infarto, al exponer el colágeno subendotelial a la acción de las plaquetas y provocar su activación, la formación de agregados y la liberación de sustancias vasoactivas que, como el tromboxano, inducen espasmo y contribuyen a la oclusión del vaso.

Después de formarse un trombo, que en el infarto transmural es rojo y oclusivo, en las horas y los días siguientes, el trombo sufre un proceso de lisis, de forma que la prevalencia de oclusión completa es del 50% a los 15 días y del 45% al mes.(1)

La mayoría de los casos de IAMCEST tienen en su origen la oclusión de una arteria coronaria importante.

Una vez producida la oclusión coronaria, la zona de miocardio irrigada por la arteria afecta queda isquémica; debido en parte a la presencia de colaterales que permiten cierto flujo de sangre, la necrosis no se establece de forma inmediata sino progresiva, desde el subendocardio hacia el epicardio.

La lesión histológica fundamental en el infarto del miocardio es la necrosis isquémica, que no se observa en la angina de pecho, debido que en esta, por la menor duración e intensidad de la isquemia no se produce la muerte celular.

Existe un lapso de hasta 2 semanas ente la rotura de la placa y sus consecuencias clínicas. Los procesos inflamatorios tienen un papel importante en la inestabilidad de la placa y por lo tanto en la patogenia de los síndromes coronarios agudos.

El infarto provoca cambios en la arquitectura del ventrículo que influye en la función ventricular residual, estos cambios se denominan remodelado ventricular e incluyen la expansión de la zona necrótica, la hipertrofia y dilatación de la zona normal.(1,2)

El grado de expansión depende directamente del tamaño del infarto y por ello se observa en los infartos transmurales extensos, sobre todo de cara anterior.

La expansión puede favorecer la rotura cardiaca y la formación de aneurisma ventricular una complicación que ocurre del 8 – 20% de los infartos. Se plantea que el aumento de la tensión que se produce en la pared normal del ventrículo, como consecuencia de la expansión, estimula la hipertrofia y la dilatación del tejido sano, lo que lleva al remodelado y a la disfunción ventricular.(1,2)

La necrosis es un fenómeno dinámico y su extensión definitiva dependerá fundamentalmente de la masa ventricular irrigada por la arteria ocluida, de la existencia de colaterales, de la presencia de lesiones obstructivas en las arterias de las que parten dichas colaterales, de la posibilidad de una reperfusión miocárdica precoz por lisis espontánea o terapéutica del trombo y, en mucho menor grado, de las demandas de oxígeno del músculo isquémico.

El infarto puede abarcar todo el espesor de la pared, por lo que se denomina transmural o limitarse al tercio o la mitad interna de ella, lo que se conoce como infarto subendocardico o no transmural.

La necrosis afecta, prácticamente en todos los casos, el ventrículo izquierdo, aunque puede extenderse al ventrículo derecho o a las aurículas; su tamaño oscila entre unos centímetros y el 50% o más de la masa ventricular.(1)

Se dice que tras 30- 40 min de oclusión de una arteria coronaria, comienza a desarrollarse una isquemia grave y luego progresa desde el subendocardio hasta el subepicardio, dependiendo del tiempo. La necrosis después de la oclusión puede alcanzar alrededor del 35% del miocardio irrigado por ella; a las 3 h esta proporción es ya del 65%, y a las 6 h, del 75%. Por este motivo, las intervenciones terapéuticas destinadas a evitar o reducir la necrosis deben instaurarse durante las primeras 3-4 h de iniciados los síntomas. (1,2)

La reperfusion, incluida la recuperación de la circulación colateral puede salvar al miocardio en riesgo de sufrir necrosis.(2)

Anatomía patológica:

La lesión histológica fundamental en el infarto de miocardio (IMA) es la necrosis isquémica, produciéndose después de la necrosis se producen la eliminación del tejido necrótico, la organización y cicatrización del infarto.

Al principio las lesiones son exclusivamente microscópicas y consisten en una ondulación de las fibras musculares; a las 6 h se observan edema, depósito de grasa en los miocitos y extravasación de hematíes, luego a las 24 se observa fragmentación e hialinización de las fibras musculares, con pérdida de la estriación normal y eosinofilia, lo que significa que se produjo necrosis por coagulación.

En los infartos en los que se produce la reperfusión miocárdica aparece un tipo de necrosis consistente en bandas eosinófilas transversales en las fibras musculares cardíacas lesionadas, producidas por la hipercontracción de las miofibrillas, que es la necrosis en bandas de contracción.

Simultáneamente se inicia una reacción inflamatoria con un infiltrado leucocitario que persiste 2-3 semanas, después al comienzo de la segunda semana la zona es invadida desde la periferia por capilares y tejido conjuntivo; la producción de colágeno convierte el tejido de granulación en una cicatriz fibrosa en el término de 6 a 8 semanas. (1)

Diagnóstico:

Cuadro clínico:

El dolor es el síntoma dominante en la mayoría de los casos; sus características son similares en cuanto a calidad, localización e irradiación al de la angina; no obstante, suele ser más intenso y prolongado, con sensación de muerte inminente, que no responde a la nitroglicerina y se acompaña de manifestaciones vegetativas, como nauseas, vómitos, ansiedad, sudación, asi como de cambios electrocardiograficos.(1)

La intensidad del dolor y en general la gravedad del cuadro son muy variables y no guardan relación con la extensión y la importancia de la necrosis.

Aproximadamente en la mitad de los casos existe el antecedente de dolor anginoso en los días o semanas previos al infarto, el dolor no guarda relación con el esfuerzo y en más del 50% de los casos aparece cuando el paciente se halla en reposo, con frecuencia durante la noche y determina su despertar; es poco habitual que se presente tras un esfuerzo intenso o extenuante.

El cuadro clínico se acompaña de sudoración fría, debilidad, náuseas, vómitos, angustia y sensación de muerte inminente, todo esto le da al cuadro una sensación de gravedad que lo diferencia de la crisis anginosa.

Alrededor del 25% de los infartos de miocardio no se reconocen clínicamente; la mitad de ellos cursan de forma asintomática y el diagnóstico se realiza de forma retrospectiva al registrar un ECG.(1)

La ausencia de dolor o la forma silente es más frecuente en los pacientes diabéticos, alcohólicos, personas con claudicación crónica de las cavidades derechas, y en los de edad avanzada no obstante estos casos no son los mas importantes, y es el dolor, unido sus características el dato clínico mas importante para hacer el diagnostico.

En pacientes donde no se refiere dolor precordial, el dolor epigástrico es el que se refiere, sobre todo en el sexo femenino y en ancianos, estos últimos pueden confundirlo con malestar intestinal.

La mayor incidencia de infarto ocurre durante la mañana, puede deberse a un aumento del tono vascular y de la tensión arterial, la hipercoagulabilidad sanguinea, y la hiperreactividad plaquetaria. La estimulación simpatica y el estrés emocional también pueden ser factores precipitantes.

Las complicaciones mas frecuentes del IMACEST son primeramente las Arritmias como las extrasístoles ventriculares, fibrilación auricular, y fibrilación ventricular, le siguen la insuficiencia cardiaca, el shock cardiogenico, tromboembolismo pulmonar, muerte súbita, roturas de estructuras cardiacas, y las lesiones pericardicas.

Examen físico:

La exploración física es muy variable, incluso puede ser normal, lo cual no descarta la existencia de un infarto de miocardio.; en la mayoría de los casos se observan crisis de dolor, donde el paciente se encuentra pálido, sudoroso e intranquilo.

El pulso suele ser rápido, excepto si existe bradicardia (muy frecuente durante las primeras horas) o bloqueo Atrio Ventricular.

La hipotensión es también habitual mientras persisten el dolor y la bradicardia; cuando se prolonga, debe sospecharse la posibilidad de un shock cardiogénico.

A la auscultación casi siempre se detectan un cuarto ruido y la disminución en la intensidad de los ruidos cardíacos, también se puede auscultar un soplo sistólico de regurgitación mitral, la aparición aguda de soplos pudiera estar en relación con una disfunción de un musculo papilar, o una situación mas grave, como una perforación septal aguda.

En presencia de insuficiencia cardíaca pueden aparecer un tercer ruido (ritmo de galope), un desdoblamiento paradójico del segundo ruido y estertores pulmonares.

La afectación del ventrículo derecho se manifiesta por signos de fallo ventricular derecho, que incluyen ingurgitación yugular, hepatomegalia y reflujo hepatoyugular.

El abdomen debe examinarse debido a que ciertos cuadros e abdomen agudo se confunden con procesos coronarios, como la colecistitis, pancreatitis, o una ulcera péptica activa.

Existe la posibilidad de que se presente un IMA con manifestaciones neurológicas, por la producción de una embolia cerebral, por lo que se debe precisar si los síntomas de confusión mental, intranquilidad, somnolencia, son por el accidente cerebrovascular en curso como complicación de las primeras horas, o se debe a un estado de bajo gasto.

Killip y Kimball, propusieron una clasificación clínica en 1976, que además de ser una herramienta que predice el estado hemodinamico en el paciente, también es útil para tomar decisiones terapéuticas y necesidades de tratamientos más agresivos, sobre todo en la etapa inicial de presentación del cuadro.

Clasificación clínica de Killip y Kimball para el IMA.
Clase I: Paciente con IMA no complicado, sin evidencia de insuficiencia cardiaca, comprobado por la ausencia de estertores pulmonares y tercer ruido cardiaco. Tiene una mortalidad aproximada del 8%.
Clase II: Paciente con insuficiencia cardiaca ligera o moderada, en quienes se encuentra estertores pulmonares en la mitad inferior de ambos campos pulmonares y tercer ruido cardiaco. La mortalidad aproximada es del 30%.
Clase III: Pacientes con severa insuficiencia del VI o edema pulmonar. La mortalidad aproximada es del 44%.
Clase IV: Pacientes con estado de shock cardiogenico, definido como presión arterial sistólica menor que 90 mmHG y signos de hipoperfusion histica como oliguria, piel pálida, fría y sudorosa, y obnubilación, en ausencia de hipovolemia, dolor o arritmias. La mortalidad aproximada es del 80%.

El diagnóstico diferencial se hará con aquellas enfermedades que tienen similitud con el cuadro clínico del IMA, sobre todo por el dolor precordial.

Diagnóstico diferencial del IMA
1. Angina de pecho.
2. Angina variante.
3. Aneurisma disecante de la aorta.
4. Úlcera péptica gastrica o duodenal.
5. Pancreatitis aguda.
6. Colecistitis aguda.
7. Tromboembolismo pulmonar.
8. Herpes Zoster.
9. Neumotórax espontáneo.
10. Pericarditis aguda.
11. Neumonía.
12. Hernia diafragmatica

Exámenes complementarios:

-Electrocardiograma:

Unido al cuadro clínico y las determinaciones enzimáticas constituye un elemento fundamental para el diagnóstico del infarto agudo; además, permite analizar su evolución, localizar la necrosis y evaluar de forma aproximada su extensión. En las primeras horas el ECG puede ser equivoco y no se observan la elevación del ST y la onda Q.

La sensibilidad del ECG inicial de para un caso determinado es solo de un 40-50%, pero si se repite de forma seriada, esta alcanza hasta el 95%, por lo que se considera un examen de primera línea para el diagnóstico del IMA.

La interrupción experimental del flujo coronario determina, casi de manera instantánea, cambios en el ECG que inicialmente se circunscriben a la onda T; ésta aumenta de tamaño y se vuelve simétrica, lo que en electrocardiografía se denomina *fase* de isquemia. Esta fase muchas veces pasa desapercibida por que dura solo de 5 a 30 min, desde el comienzo de los síntomas.

Si continúa la oclusión coronaria, y la interrupción del flujo coronario, durante la primera hora, se pierde el angulo ST-T,para después ocurrir que el segmento ST se desplaza hacia arriba y adopta una forma convexa que caracteriza la denominada fase de lesión.

Hasta este punto los cambios en el ECG son idénticos a los de la angina variante y como en ella, las lesiones miocardicas son reversibles si se restablece el flujo arterial, por eso se plantea la importancia del factor tiempo dentro de la evolución del infarto. Mientras más precoz sea la restitución del flujo sanguíneo, mayor son las probabilidades de salvar el tejido.

Si la reperfusion se logra dentro de esta primera hora, el daño es mínimo, por lo que se usa por los médicos el término de hora de oro.

En caso contrario se inicia la necrosis celular, que se manifiesta eléctricamente por perdidas de las ondas R, y aparición de la onda Q patológica de amplitud superior al 25% del complejo QRS o de duración mayor de 0,04 seg, es la fase de necrosis. En derivaciones opuestas se puede observar una imagen en espejo.

En los días posteriores, el segmento ST desciende y puede llegar a normalizarse, mientras que la onda T se vuelve más negativa; con el tiempo, sin embargo, puede llegar a normalizarse. La onda Q, por el contrario, suele persistir definitivamente, en la mayoría de los casos.(1)

Se plantea que además de este patrón clásico del ECG, se pueden encontrar infartos del miocardio sin elevación o descenso persistente del segmento ST y sin la aparición de la onda Q de necrosis, el que constituye el infarto no Q, y que por su similitud se incluye dentro del SCASEST.

-Localización topográfica: Es de gran ayuda para el pronostico, pues se plantea de forma general los infartos anteriores tienen peor pronostico, debido a que se complican con un shock cardiogenico, aneurismas ventriculares y arritmias ventriculares. Mientras que las derivaciones alejadas u opuestas a la zona necrosada muestran cambios en el ECG indirectos o en espejo, como ondas R altas, depresión del segmento ST, y ondas T positivas), los que son de utilidad en algunos infartos de localización posterior.

A través de la siguiente Tabla se enumeraran según las derivaciones afectadas, el lugar del infarto, así como la arteria coronaria responsable del mismo.

Localización topográfica del IMA y derivaciones del ECG.
1. Anteroseptal: DI a aVL y V1,V2, V3, V4).
2. Anterolateral (V5, V6, V3, V4, D1, AVL).
3. Anterior extenso (V1 a V6, D1 y AVL).
4. Lateral (D1, AVL).
5. Posteroinferior (D2, D3, AVF).
6. Posterolateral (D2, D3, AVF, V5, V6).
7. Posterosuperior (derivaciones esofágicas).
8. Septal profundo (D2, D3, AVF, V1 a V6).
9. Subendocárdico (AVR supradesnivel ST con precordiales, infradesnivel del ST y T muy positiva).
10. Auricular: supradesnivel del PR asociado a arritmias.
11. Arteria coronaria derecha: DII,DIII, y aVF.
12. Arteria coronaria izquierda, rama anterior: DI, DII, aVL, V1 a V6.
13. Arteria coronaria izquierda, circunfleja: V5 y V6

-Marcadores del Laboratorio. Existe una relación entre la aparición del infarto del miocardio, y la elevación de algunas enzimas en el organismo, ya que el mismo produce varias alteraciones humorales en el organismo, como la leucocitosis y aumento de la sedimentación globular (VSG):

El marcador sérico ideal es aquel que aparece precozmente y en alta concentración en sangre, es específico de daño miocardio y su concentración guarda relación con la extensión del daño tisular.

Se plantea que los marcadores como la creatincinasa (CK) aumenta su concentración a través de su isoenzima CK-MB, esta comienza a elevarse a las 3-4 horas, pero carecen de suficiente sensibilidad y especificidad.

La troponina en sangre es un indicador muy sensible y muy específico de necrosis celular miocárdica, este marcador serico tiene tres subunidades: I, T, y C, que regula la interacción de actina y la miosina, tienen mayor especificidad, desde el punto de vista practico y por razones de especificidad como señalamos, se determinan en plasma las Troponinas T (cTnT) y Troponinas I (cTnI), los niveles elevados de la troponina T y la I, aun con valores normales presentes de CK-MB, permiten identificar a un paciente sin supradesnivel del ST como de alto riesgo de muerte por IMA. Los pacientes diagnosticados de esta manera se benefician con el tratamiento antiplaquetario,

Los niveles séricos de la Troponina T y la I se mantienen durante varios días, entre 7 y 14 días respectivamente, después del IMA, por lo tanto no tienen valor para diagnosticar un IMA recidivante y el medico en este caso debe guiarse por los niveles de CK o CK-MB.

También se utiliza la mioglobina, que es un marcador no especifico, pero que tiene la ventaja de aparecer aumentada en sangre a las 2 horas del infarto. Su pico se alcanza antes de las 20 horas.

Los valores de Troponina tienen relación con la magnitud del IMA, pero se detectan a las 6 horas de iniciado los síntomas, por lo que si aparecen en las primeras horas, están indicando que hubo un episodio anterior al actual. La determinación de enzimas como la mioglobina, sirven para diagnosticar la reperfusion luego de un tratamiento trombolitico.

La TGO es una de las enzimas que se indican de rutina, aunque no tiene la sensibilidad de las Troponinas, comienza a elevarse a las 6-12 h y hace un pico entre las 18-36 h, se normaliza en 3-5 días.

En cuanto a la LDH: tiene 5 izoenzimas. La LDH 1 y 2 son propias del miocardio. Se elevan entre 12-24 h, y su pico se alcanza entre 48-72 h o más; dura 7-10 días y es útil en el diagnóstico tardío.

-Ecocardiografia:

Se considera un método diagnóstico esencial para el diagnóstico del IMA y sus complicaciones mecánicas, esta permite una evaluación no invasiva de la función cardiaca y del pronóstico del paciente.

Tratamiento:

El avance de la ciencias medicas han impactado también ene el tratamiento del IMA, dándole un gran dinamismo y eficiencia, lo cual ha permitido disminuir la mortalidad, asi como mejorar la calidad de vida de los pacientes afectados, permitiendo en muchos casos su reincorporación laboral.

El diagnostico precoz del IMA y su correcto tratamiento son imprescindibles para una buena atención hospitalaria de los casos afectados, pudiendo establecer un menor riesgo de muerte, el cual esta relacionado a las arritmias ventriculares y la insuficiencia cardiaca que aparecen en las primeras horas de esta emergencia medica.

Existen dos estrategias terapéuticas, una que consiste en utilizar trombolíticos por via parenteral, con el objetivo de provocar la lisis del trombo que esta ocluyendo el vaso, y la denominada invasiva, en la que mediante un cateterismo se logra reperfundir el vaso ocluido por medios mecanicos(Angioplastia).

Los objetivos del tratamiento son principalmente, el alivio del dolor, la prevención de arritmias u otras complicaciones (mecánicas y eléctricas), reducir el área de necrosis a través de la reperfusion inmediata, disminuyendo de esta forma el riesgo de muerte.

En la fase aguda lo primero es determinar la presencia o no del cuadro coronario agudo, haciendo énfasis en el diagnóstico de síntomas y signos específicos, referidos por los familiares o por el propio paciente, para después llevar a cabo las medidas generales de soporte vital, y poder realizar su traslado al hospital, a la unidad de cuidados coronarios.

Además se debe realizar un ECG de 12 derivaciones, en dependencia de la unidad móvil, para confirmar la presencia de un IMA de una entidad parecida, como la Angina inestable.

Los objetivos del tratamiento en esta fase del infarto son: suprimir el dolor; prevenir las arritmias, en especial la fibrilación ventricular; reducir el tamaño de la necrosis, y prevenir y tratar las complicaciones

Medidas generales:

-Reposo absoluto en cama durante 48 horas, en posición Fowler, queda totalmente prohibido el traslado del paciente en sillón de ruedas o el acto de caminar, aunque el estado físico aparentemente se lo permita.

-Oxigeno por catéter nasal o mascara, de 2 a 4 L/min, mantener saturación de la HB mayor de 90%.

-Canalizar vena periférica, para realizar administración de medicamentos o tratamiento trombolitico si no existiera contraindicación.

-Se canaliza una vena profunda si se detectan complicaciones como insuficiencia cardiaca de bomba, arritmias, shock, si no se ha realizado trombolisis. En el caso de que se haya administrado un trombolitico, no se recomienda utilizar vena profunda en lugares no compresibles, hasta tener el resultado de un coagulograma de urgencia.

-Extracción de sangre, para determinar valores de enzimas cardiacas, ionograma, glicemia, y hematocrito.

-Monitorización electrocardiografica continua.

-Dieta liquida las primeras 24 horas, se debe tener en cuenta que suelen haber vomitos en las primeras horas.

Medidas especificas:

Tratamiento del dolor. El alivio del dolor es de gran importancia por que calma al paciente, y por que el dolor se asocia a la activación simpática, la cual causa vasoconstricción y aumenta la carga de trabajo del corazón, para lo cual se deben usar los siguientes medicamentos.

-Sulfato de morfina de 0,1 mg/Kg por via i.v lenta cada 5-10 minutos hasta un máximo de 20 mg, según la respuesta del paciente y la tolerancia; casi siempre con 10 mg se logra una respuesta optima. No administrar en pacientes con bradicardia.

-Meperidina de 50 a 100 mg por via i.v, si existe bradicardia o trastorno de la conducción auriculo-ventricular.

-Aspirina(ASA): El uso de la aspirina es recomendado, se utiliza en todos los pacinetes, siempre que no exista alguna contraindicación. El beneficio es mayor mientras mas precoz se administre. Si no se pueden usar estas, se pueden administrar Ticlopidina, 250mg cada 12 horas.

-Atenolol de 100mg: Se administra en las primeras 6 horas por via endovenosa, se administra 5 mg cada 5 min, hasta lograr una respuesta. En el caso de usarse por via oral , se administra 50 mg y se deja una dosis de mantenimiento de 50-100 mg diarios, generalmente con 50 mg diarios se obtienen respuestas adecuadas.

-Nitroglicerina: Su administración por via oral no alivia el dolor de forma significativa, pero si disminuye la precarga y es medicamente de elección en la disfunción ventricular izquierda.

El uso por via intravenosa esta limitado a casos con Hipertensión arterial, disfunción ventricular izquierda aguda y angina post infarto. Las dosis por via IV, es de 5 a 10 microgramos/ minuto con aumentos de hasta 20 microgramos/ min hasta lograr las cifras de tensión arterial deseadas, se debe prestar atención a los signos de hipotensión.

-Trombolisis: En los casos con diagnóstico de IMA mientras mas rápido se actué, mejor será la respuesta al tratamiento, y será mas beneficioso para el paciente. El tratamiento con tromboliticos reduce el área de necrosis miocardica, con mejoría de la función ventricular y disminución de la mortalidad en la fase aguda.

Este tratamiento esta indicado en pacientes con dolor coronario de mas de 30 minutos, que no cede con nitroglicerina, de cualquier edad, y que acude al hospital durante las primeras 6 horas de iniciada la crisis, lo que reporta mayor beneficio, presentando una elevación del segmento ST o bloqueo de rama izquierda en el ECG.(1,2)

La hipotensión y el shock son una indicación mas para realizarl0, siempre con el apoyo previo de volumen y/o de aminas presoras.

Se usa Estreptoquinasa recombinante 1 500 000 unidades, disueltas en 100 ml de solución salina o dextrosa al 5 %, infusión intravenosa que debe durar 1 hora, como dosis única, durante el proceso de administración se debe prestar vigilancia estricta, y 2 horas después de terminada la misma, debido a las reacciones adversas, como las arritmias y la hipotensión arterial.

La utilización de la trombolisis puede representar riesgos para el paciente, aunque el beneficio para el paciente es mucho mayor en muchos casos, por lo que existen contraindicaciones para su realización, las cuales se dividen en absolutas y relativas.

Contraindicaciones absolutas:

-Sangrado activo, sospecha de disección aortica, reacción alérgica previa o uso de estreptoquinasa en 2 años anteriores; Embarazo, Antecedentes de hemorragia cerebral, Discrasias sanguíneas, el uso de fármacos anticoagulantes, Neoplasias, Endocarditis infecciosa, Sepsis severa, Hipertensión arterial mayor de 180/110 mmg, Operaciones quirúrgicas de menos de 2 semanas, retinopatía diabética, intervenciones quirúrgicas del sistema nervioso central de menos de 2 meses, pericarditis.etc

Ante todo paciente que tenga contraindicaciones relativas, se debe realizar un profundo análisis por el personal medico, teniendo en cuenta los aspectos de riesgo beneficio, antes de decidir administrar cualquier tratamiento.(2)

La Angioplastia coronaria transluminal percutánea (ACTP): Es un tratamiento invasivo, se emplea como un tratamiento alternativo de los tromboliticos, cuando estos están contraindicados o fallan. Su uso se asocia a una mayor tasa de permeabilización, menor grado de estenosis, o isquemia residual, menos incidencia de reinfarto y muerte. No obstante son razones de disponibilidad de personal entrenado, y equipamiento disponible, las que determinan su menor utilización.

También se describe en la literatura los resultados de una investigación medica, que sugiere que el tratamiento precoz con estatinas en los pacientes con Infarto Miocardio en su fase aguda se asocia con una reducción de la mortalidad, sin embargo, no existe evidencia firme para soportar esta afirmación. Esto ha dado lugar a que las guías clínicas actuales aún no incorporen a las estatinas en el arsenal terapéutico en la fase precoz del infarto. (7)

Posterior a la fase aguda, continua la etapa de convalecencia y seguimiento posterior al egreso.

Se plantea que la mayoría de los pacientes que sobreviven a un IMA, pueden ser egresados después de 1 a 2 semanas, aunque los que sufren complicaciones en su evolución necesitan de hospitalización mas prolongada.

Los objetivos del tratamiento en esta etapa son, interrumpir la progresión de la enfermedad ateroesclerótica, dar información al paciente sobre factores de riesgo de la enfermedad y prevenir el reinfarto y la muerte súbita, lograr la rehabilitación funcional y laboral del paciente, además detectar y tratar complicaciones tardías.

Bibliografía:

1. Farreras Rozman. Temas de medicina Interna. 14. Edición. Ediciones Hartcourt.Año:2000
2. Albert Cabrera Marcos. Montano Luna José Antonio. Prieto Díaz Vicente. Céspedes Lantigua Luis Augusto, Afecciones cardiacas, Parte XXII, capitulo: 99, en Álvarez Sintes R, Temas de medicina general integral, Principales afecciones en los contextos familiar y social, Volumen IV, Editorial de Ciencias medicas. La Habana. 2014.
3. Gagliardi Juan y colaboradores. Consenso de Síndromes Coronarios Crónicos – 2020. Sociedad Argentina de Cardiologia, Revista Argentina de Cardiología, Julio 2020 Vol. 88 SUPL. 5 en www.sac.org.ar
4. Grupo de Trabajo de la Sociedad Europea de Cardiología (ESC) para el diagnostico y tratamiento del síndrome coronario agudo (SCA) en pacientes sin elevación persistente del segmento ST. Guia ESC 2020 sobre el diagnostico y tratamiento del síndrome coronario agudo sin elevación del segmento ST. Rev Esp Cardiol. 2021;74(6):436.e1–436.e73
5. Matarama Peñate Miguel. Medicina Interna, diagnostico y tratamiento. Editorial Ciencias Medicas. La Habana, 2005
6. Chuquiure Valenzuela Eduardo. La insuficiencia cardiaca en el infarto agudo del miocardio. Instituto Nacional de Cardiología: Ignacio Chávez, Archivos de cardiología de México, Vol. 72 Supl. 1/Enero-Marzo 2002:S52-S57, www.cardiologia.org.mx
7. M. Ruiz-Bailén et al. Tratamiento precoz con estatinas en el infarto agudo de miocardio. Elsevier, Med Intensiva. 2014;38(1):11---20
8. Battilana-Dhoedt JA, Cáceres de Italiano C, Gómez N, Centurión OA. Fisiopatología, perfil epidemiológico y manejo terapéutico en el síndrome coronario agudo. Mem. Inst. Investig. Cienc. Salud. 2020; 18(1): 84-96
9. Dirección de registros médicos y estadísticas de salud. Anuario Estadístico de Salud 2016 [Internet].
10. Coll Muñoz Yanier, Valladares Carvajal Francisco de Jesús, González Rodríguez Claudio. Infarto agudo de miocardio. Actualización de la Guía de Práctica Clínica. Revista Finlay, junio 2016 | Volumen 6 | Numero 2

Titulo: Insuficiencia Cardiaca. Revisión bibliográfica.

Autor: Dr. Jorge Serra Colina.

Introducción:

La insuficiencia cardíaca es un síndrome, es un estado fisiopatologico que se define como la situación en que el corazón es incapaz de suplir las demandas metabólicas del organismo o logra hacerlo pero a base de aumentar las presiones de llenado. Aunque la insuficiencia cardíaca (IC) implica el fracaso de la función de bomba del corazón, sus manifestaciones clínicas dependen de la repercusión hemodinámica que determina en otros órganos.

Se considera un síndrome complejo, que resulta de la alteración en la función o en la estructura del llenado ventricular o en la fracción de eyección ventricular izquierda (FEVI).(3)

La insuficiencia cardiaca es un problema sanitario mundial, con más de 20 millones de personas afectadas, siendo la prevalencia general de IC en la población adulta en países industrializados de 2%. Siguiendo su prevalencia un modelo exponencial, incrementándose con la edad, afectando del 6 a 10% de la población mayor de 65 años de edad. (4)

La insuficiencia cardiaca (IC) es un síndrome de prevalencia elevada, en España entre el 7 y el 8% de la población la presentan.(8)

La insuficiencia cardiaca (IC) es una afección cada vez más extendida en el mundo desarrollado, teniendo un pronóstico de moderado a grave. Su incidencia aproximada es de 1 a 3% en la población general, llegando al 10% en la edad avanzada, siendo la responsable del 5% de los ingresos hospitalarios y del 2% del gasto total de la atención sanitaria. Aproximadamente un millón de casos nuevos son diagnosticados cada año mundialmente, convirtiéndose en el trastorno cardiovascular de más rápido crecimiento. (2)

Etiopatogenia:

La insuficiencia cardíaca puede ser secundaria a disfunción diastólica que cursa con alteración de la distensibilidad ventricular o a disfunción sistólica secundaria a la pérdida de la función contráctil del corazón.

En la disfunción diastólica existe una alteración de la relajación ventricular que dificulta el llenado ventricular; ello conlleva un aumento súbito de la presión intraventricular con acortamiento de la fase de llenado rápido.

En cuanto a la disfunción diastólica en esta la función ventricular está conservada. Las causas más frecuentes de disfunción diastólica son la hipertensión arterial y la miocardiopatía hipertrófica, aunque también puede observarse en la cardiopatía isquémica o asociada a disfunción sistólica.

Por el contrario, cuando la insuficiencia cardíaca se debe a una disminución de la función de bomba del corazón, decimos que es secundaria a disfunción sistólica. En este caso subyace, por lo común, un déficit de la contractilidad del miocardio. Este déficit es el resultado de la afección directa del músculo cardíaco como sucede en la miocardiopatía dilatada o en la cardiopatía isquémica o puede ser secundario a una sobrecarga impuesta al corazón como consecuencia de una lesión valvular o de una hipertensión arterial evolucionada.

En ocasiones, la dificultad consiste en una alteración del llenado ventricular sin alteración intrínseca del miocardio como sucede en la pericarditis, algunas valvulopatías o en ciertas arritmias rápidas. Finalmente, en algunos casos pueden darse ambos fenómenos, como en la miocardiopatía restrictiva en que, además de la restricción del llenado ventricular, suele asociarse una depresión de la contractilidad.

En la mayoría de los individuos con insuficiencia cardíaca el gasto cardiaco está disminuido, aunque en algunos casos puede mantenerse (al menos en reposo) o estar aumentado el gasto cardiaco, constituyendo la IC de gasto alto, que se observa secundaria a entidades como el enfisema pulmonar, la anemia, el beriberi, el hipertiroidismo y las fístulas arteriovenosas.

La insuficiencia cardíaca de acuerdo a su evolución como dijimos anteriormente también puede clasificarse en aguda o crónica. El prototipo de la insuficiencia cardíaca aguda lo ofrecen la rotura valvular (mitral o aórtica) o el infarto de miocardio, mientras que la insuficiencia cardíaca crónica, observada comúnmente, es la que desarrollan los pacientes con valvulopatía reumática. (1) .A continuación se enumeraran las causas primarias y secundarias de insuficiencia cardiaca de mayor relevancia en la actualidad:

Causas primarias o subyacentes de insuficiencia cardiaca, (evolucionan con bajo gasto cardiaco)

| Cardiopatía isquémica. |
| Hipertensión arterial. |
| Valvulopatias. |
| Miocardiopatia dilatada. |
| Cardiopatias congénitas. |
| Enfermedades pericardicas y constrictivas. |

Causas secundarias de insuficiencia cardiaca asociadas a trastornos circulatorios con gasto cardiaco elevado.

Beriberi.
Hipertiroidismo.
Anemia severa.
Embarazo.
Enfermedad de Paget.
Sindrome carcinoide.
Shock séptico.
Policitemia vera.
Enfermedades renales.
Hepatopatias crónicas.

Clasificación:

Existen varias maneras de clasificar la IC, siendo la mas utilizada, la clasificación de la enfermedad teniendo en cuenta la capacidad funcional según la magnitud de la disnea. Estas pueden ser útiles en la práctica médica, al momento del diagnóstico precoz del síndrome de Insuficiencia Cardiaca:

a) Clasificación de acuerdo al gasto cardiaco: Insuficiencia de bajo gasto (causas primarias) y de gasto alto (causas secundarias)
b) Clasificación de acuerdo al tiempo de evolución, se divide en Aguda o Crónica.
c) Clasificación en base a cambios estructurales y síntomas (Estadio A al estadio D).
d) Clasificación según las manifestaciones clínicas, se divide en insuficiencia cardiaca derecha, que ocurre por claudicación de las cavidades derechas, Y en insuficiencia cardiaca izquierda por claudicación de las cavidades izquierdas. Y por ultimo la Insuficiencia cardiaca global, donde existen síntomas y síntomas de ambas modalidades.
e) Clasificación según el compromiso de la función ventricular. A) Insuficiencia cardiaca sistólica, b) Insuficiencia cardiaca diastólica. Y la insuficiencia cardiaca sistodiastolica cuando se evidencian anomalías de la relajación y de la contracción ventricular.
f) Clasificación funcional de la NYHA en base a la gravedad de los síntomas y actividad física (grado I al IV).

Desarrollo:

Fisiopatologia: Con el descenso del gasto cardíaco se activan una serie de mecanismos denominados de compensación, de manera que aún con una afección importante de la capacidad contráctil del corazón puede mantenerse un gasto cardíaco normal, al menos en reposo. Cuando estos mecanismos fracasan aparecen los síntomas clínicos congestivos (disnea y edema) característicos de la insuficiencia cardíaca. En fases avanzadas, cuando llega a reducirse el gasto cardíaco basal, se producen otras manifestaciones clínicas como la fatiga.

En la insuficiencia cardíaca el aumento de la precarga, secundario al mayor volumen residual, incrementa –de acuerdo con el mecanismo de Frank-Starling– la fuerza de la contracción y el volumen de eyección del latido siguiente. Aunque de esta forma logra mantenerse el gasto cardíaco, no es sino a expensas de una congestión retrógrada.

El aumento del volumen residual, producto de la disminución de la fracción de eyección, la constricción venosa y la retención de H_2O y sodio, eleva el volumen telediastólico del ventrículo y, en consecuencia, la precarga, todo esto trae como consecuencia la aparición de signos congestivos, como la disnea, ortopnea e incluso edema agudo pulmonar, como manifestaciones secundarias del mecanismo de compensación.

El proceso de remodelado cardiaco, incluye la dilatación y la hipertrofia ventricular, estos son cambios anatomicos, geométricos, histológicos y moleculares que aparecen en el miocardio. Este remodelamiento es mayormente notable en personas con infarto de miocardio, donde la zona infartada se distiende y se dilata la porción viable restante del ventrículo, haciéndose mas esférico, aunque la remodelación también se evidencia en estados que cursan con aumento de la precarga y la poscarga.

La dilatación progresiva puede llevar a la insuficiencia cardiaca y además predisponer a las arritmias ventriculares.

La hipertrofia ventricular, o aumento de la masa ventricular, es una forma de compensación frente a una sobrecarga mantenida. El espesor de la pared ventricular aumenta sustancialmente con las sobrecargas de presión. Cuando la causa primaria de la hipertrofia es una sobre carga de presión , como ocurre en la estenosis aortica, o la hipertensión arterial de larga evolución, la tensión sistólica de la pared del ventrículo izquierdo aumenta bruscamente , lo que ocasiona hipertrofia concéntrica. ; en la sobrecarga por aumento de volumen por insuficiencia valvular mitral y aortica, se produce una hipertrofia excéntrica. Por medio de estos mecanismos se perpetua un circulo vicioso que con lleva a un aumento de las necesidades de oxigeno por parte del miocardio y conduce a la isquemia, la insuficiencia cardiaca y la posible aparición de complicaciones como las arritmias y la muerte súbita. (5)

Con la disminución del gasto cardíaco se ponen en marcha otros mecanismos de compensación como son el aumento del tono simpático y la activación del sistema renina-angiotensina-aldosterona, los cuales inducen, a su vez, cambios en las circulaciones arterial y venosa.

En la insuficiencia cardíaca se ha comprobado, en efecto, un aumento de la actividad simpática que tiende a aumentar la contractilidad, la frecuencia cardíaca y da lugar a una vasoconstricción periférica.

Por otro lado, con el descenso del gasto cardíaco se activan una serie de neurohormonas con el objetivo de mantener la perfusión periférica. Este mecanismo puede causar un excesivo aumento de la poscarga, retención de sal y líquidos, alteraciones electrolíticas y arritmias.

La disminución de la presión de perfusión renal, el aumento de la actividad simpática y la reducción del aporte de sodio a la mácula densa estimulan la secreción de renina, que es una enzima que activa el paso del angiotensinógeno, liberado por el hígado, a angiotensina I. Ésta sustancia, por acción de la enzima convertidora de la angiotensina (ECA), existente principalmente en el pulmón, pasa a angiotensina II, sustancia la cual es un potente vasoconstrictor que activa la aldosterona responsable de la retención de Na y agua; además interacciona con el sistema simpático aumentando el tono vascular. La vasopresina es una hormona hipofisaria que también se halla activada en la insuficiencia cardíaca y que al tener un papel importante en la regulación del aclaramiento del agua libre, contribuye de esta manera a reducir su excreción y, en consecuencia, favorece la hiposmolaridad.(1)

Como consecuencia de la activación del sistema simpático y del eje renina-angiotensina que causan vasoconstricción periférica acentuada, se estimulan hormonas vasodilatadoras: como el péptido atrial natriurético, siendo este el que tiene acción más potente, se libera cuando aumenta la tensión de estiramiento de la aurícula derecha, dando lugar a vasodilatación y natriuresis.

Estos mecanismos compensadores de la insuficiencia cardíaca se manifiestan, en el sistema venoso, por un aumento de la presión venosa secundario a la hipervolemia y, en el sistema arterial, por un aumento de las resistencias periféricas y cambios en la distribución del flujo regional. El aumento de las resistencias obedece a la hipertonía simpática y a las catecolaminas circulantes.

El aumento sostenido del tono arteriolar debido a la activación neurohormonal eleva la poscarga, lo que tiende a reducir más la fracción de eyección del corazón insuficiente y, en consecuencia, el gasto cardíaco. En conclusión la historia natural de la insuficiencia cardíaca congestiva es la de un empeoramiento progresivo.

Diagnóstico:

Factores desencadenantes:

Tan importante como el reconocimiento de la cardiopatía de base es la identificación de las causas desencadenantes de la insuficiencia cardíaca. Una cardiopatía cualquiera, congénita o adquirida, puede existir durante muchos años y acompañarse de escasas o nulas manifestaciones clínicas.

Éstas pueden presentarse por primera vez coincidiendo con algún proceso agudo intercurrente que sobrecarga un miocardio lesionado de forma crónica. Entre las causas desencadenantes cabe mencionar:

-Factores desencadenantes.
Las Arritmias.
Hipertensión Arterial.
Tromboembolismo pulmonar.
Endocarditis bacteriana.
Anemia.
Miocarditis.
fiebre reumática.
infarto del miocardio.
Abandono del tratamiento.
Insuficiencia valvular.
Diabetes descompensada.
Insuficiencia renal.
Fármacos con acción inotrópica negativa.
Estrés emocional.
Embarazo.
Obesidad.
Tirotoxicosis.

Cuando se tiene un paciente el cual comienza con IC o empeora la misma, se debe enfocar hacia una investigación detallada de estas causas desencadenantes, donde un alto porciento de las mismas suelen responder de forma eficaz al tratamiento. El pronostico es mas favorable en los casos que se puede identificar y tratar las causas desencadenantes.

Cuadro Clínico:

El fallo del corazón no produce por si mismo síntoma alguno. Las manifestaciones clínicas de la insuficiencia cardíaca resultan del trastorno ocasionado en la función de otros órganos.

Cuando existe Disnea, se debe pensar en IC, pues este síntoma se traduce en el aumento del esfuerzo requerido para la respiración, y es el síntoma que se observa de manera más frecuente cuando existe fallo ventricular izquierdo. Al principio se observa sólo durante el ejercicio físico, pero a medida que la insuficiencia cardíaca progresa, los esfuerzos cada vez menores ocasionan la disnea, que en fases más avanzadas, puede darse incluso en reposo.(1)

La disnea cardíaca es secundaria, como se ha señalado, a la elevación de la presión de llenado ventricular izquierdo, que determina un aumento de la presión media de la aurícula y de las presiones venosa y capilar pulmonares. En estas condiciones los vasos pulmonares se ingurgitan y puede producirse un edema intersticial que reduce la distensibilidad del pulmón y aumenta el trabajo que los músculos respiratorios han de desarrollar para hinchar los pulmones. El oxígeno consumido en el acto de respirar aumenta a causa del mayor trabajo realizado por los músculos que intervienen en la inspiración; ello, unido a la reducción del aporte de oxígeno a estos músculos por la disminución del gasto cardíaco, contribuye a la sensación de falta de aire.

El paciente que refiere ortopnea, es decir, disnea de decúbito, utiliza con frecuencia varias almohadas para dormir; la sensación de ahogo disminuye al incorporarse y algunos pacientes encuentran alivio al sentarse frente a una ventana abierta.

En los casos de insuficiencia cardíaca avanzada el paciente no puede descansar acostado y debe permanecer sentado toda la noche. El término disnea paroxística nocturna se refiere a los episodios de disnea aguda que despiertan al paciente. Aunque en la ortopnea simple los síntomas suelen aliviarse cuando el paciente se incorpora y deja las piernas colgando fuera de la cama para disminuir el retorno venoso, en las crisis de disnea paroxística el jadeo persiste a pesar de adoptar esta posición y puede aparecer tos. El pseudoasma cardíaco no es otra cosa que el jadeo por broncospasmo secundario a la propia insuficiencia cardíaca. Puede ser producida por el esfuerzo u ocurrir de forma espontánea de noche.(1)

El edema agudo de pulmón (EAP) es la forma más grave de insuficiencia cardíaca y se debe a una elevación acusada, generalmente súbita, de la presión capilar pulmonar. Cursa con dificultad respiratoria extrema, debida al paso de líquido capilar al alveolo pulmonar; a la auscultación del tórax se escuchan abundantes estertores audibles incluso a distancia en ambos campos pulmonares, puede existir broncoespasmo asociado y expectoración rosada. Si la enfermedad no se trata rápidamente puede ser mortal. El cuadro clásico es inconfundible: el paciente presenta una ansiedad extrema, se halla incorporado, transpira en abundancia, presenta respiración de Cheyne Stokes, está pálido, frío y las extremidades pueden aparecer cianóticas; la respiración es rápida y sonora y se acompaña de tiraje, tos y expectoración rosada.

La falta de aire, el síntoma principal del fallo izquierdo, no suele presentarse en la insuficiencia derecha aislada, ya que en ésta no existe congestión pulmonar. De hecho, cuando un enfermo con fallo izquierdo, que es la causa más frecuente de fallo derecho, desarrolla una insuficiencia ventricular derecha, las formas más graves de disnea (disnea paroxística nocturna y edema agudo de pulmón) tienden a disminuir en intensidad y frecuencia, puesto que la incapacidad del ventrículo derecho para aumentar el volumen minuto evita la sobrecarga de líquido en el pulmón.

En cambio, cuando el gasto cardíaco está muy reducido en pacientes con insuficiencia cardiaca derecha terminal (como en la hipertensión arterial pulmonar primaria y en la tromboembolia pulmonar) puede producirse una disnea muy intensa como consecuencia de la reducción del gasto en presencia de hipoxemia y de la escasa perfusión de los músculos respiratorios. (1)

Otros síntomas que aparecen en esta enfermedad son los siguientes:

Esta la tos que puede ser una expresión de insuficiencia cardíaca izquierda, en particular cuando se presenta con el decúbito. Con frecuencia se prolonga durante gran parte de la noche y no es, en general, productiva. Los pacientes con fallo izquierdo pueden referir intranquilidad y dificultad para conciliar el sueño. En ocasiones su causa es la propia congestión pulmonar. Con frecuencia, el sueño es interrumpido por la necesidad de orinar. Se plantea que en la insuficiencia cardíaca la cantidad de orina emitida por la noche es relativamente mayor que la diurna, lo que se conoce como nicturia.

En algunos casos hay sudoración abundante debido a que el calor no se disipa adecuadamente por la vasoconstricción cutánea. La sensación de fatiga o debilidad muscular es inespecífica, pero son síntomas comunes de insuficiencia cardíaca que dependen de la reducción del gasto cardíaco.

La hepatomegalia congestiva puede producir dolor en el hipocondrio derecho o en el epigastrio, descrito en general por el enfermo como sensación de pesadez. Esta molestia, atribuida a la distensión de la cápsula hepática, puede ser muy acusada si el hígado aumenta de tamaño con rapidez, como en la insuficiencia ventricular derecha aguda. Por el contrario, la hepatomegalia crónica no es dolorosa de forma espontánea.

La evaluación de la capacidad funcional del paciente con IC es importante, además tiene valor pronóstico, esta se realiza a través de la Clasificación funcional de la insuficiencia cardíaca de la NYHA.

La New York Heart Association (NYHA) estableció una clasificación funcional de los pacientes considerando el nivel de esfuerzo físico requerido para la producción de síntomas. A pesar de que solo considera el esfuerzo físico y otros síntomas, esta clasificación es útil, pues permite comparar grupos de pacientes, así como un mismo paciente a lo largo del tiempo.

Clasificación funcional de la insuficiencia cardíaca: (NYHA)
Clase I: No hay limitaciones. La actividad física habitual no produce fatiga excesiva, disnea ni palpitaciones.
Clase II: Limitación ligera de la actividad física. El enfermo no presenta síntomas en reposo. La actividad física habitual produce fatiga, disnea, palpitaciones o angina.
Clase III: Limitación notable de la actividad física. Aunque en reposo no hay síntomas, éstos se manifiestan con niveles bajos de actividad física.
Clase IV: Incapacidad de llevar a cabo ninguna actividad en ausencia de síntomas. Éstos pueden estar presentes incluso en reposo.

Examen físico:

En reposo, los pacientes con insuficiencia cardíaca ligera o moderada suelen presentar un aspecto normal. Sin embargo, pueden manifestar disnea con el ejercicio o al adoptar el decúbito. Los pacientes con insuficiencia cardíaca avanzada se muestran por lo general ansiosos y con disnea. En la insuficiencia cardíaca aguda el aspecto del enfermo es de gravedad, aunque conserva un estado de nutrición normal; por el contrario, algunos pacientes con insuficiencia cardíaca crónica presentan un estado caquéctico. (1)

El pulso suele ser rápido y su amplitud está disminuida. En la insuficiencia cardíaca grave la presión arterial es baja. La reducción del gasto cardíaco ocasiona vasoconstricción, que se manifiesta por palidez y frialdad de las extremidades y, por último, por cianosis acra.

Los estertores de estasis se producen como resultado de la trasudación del contenido capilar al alveolo pulmonar. Se trata de estertores húmedos, de carácter crepitante, simétricos, que se auscultan durante la inspiración y no se modifican con la tos. Se detectan sobre todo en el plano posterior del tórax y en las bases pulmonares, aunque a veces son más difusos, como en el edema agudo del pulmón. A veces, la congestión bronquial y el aumento de secreciones puede determinar la aparición de sibilancias, con broncospasmo sobreañadido o sin él.

El aumento de la presión venosa sistémica se detecta fácilmente mediante inspección de las venas yugulares, cuya distensión es una buena aproximación a la presión de la aurícula derecha.

Cuando el fallo ventricular derecho es ligero, la distensión yugular puede ser normal, aunque se eleva al comprimir de forma sostenida la región hepática (reflujo hepatoyugular). La hepatomegalia de estasis precede al desarrollo de edemas. Si se ha producido rápidamente o es reciente, la palpación del borde hepático, en general liso, resulta dolorosa. En cambio, la palpación del hígado de estasis crónica puede ser absolutamente indolora. El tamaño del hígado de estasis, es muy variable según los casos, y se reduce con el empleo de diuréticos. (1)

Cuando la hipertensión venosa es grave y prolongada puede producirse también esplenomegalia. La presencia de reflujo hepatoyugular, que es un signo útil en el diagnóstico diferencial de las hepatomegalias, pone a la vez de manifiesto congestión hepática y la incapacidad del ventrículo derecho para drenar el exceso de sangre que recibe por el aumento transitorio del retorno venoso.

La ictericia es un hallazgo tardío en la insuficiencia cardíaca y corresponde a una elevación de la bilirrubina directa y de la indirecta. Las transaminasas también se encuentran elevadas con frecuencia. El edema en miembros inferiores constituye una de las grandes manifestaciones clínicas de insuficiencia cardíaca este en general es simétrico y se localiza en las partes declives. Por ello, en el enfermo ambulatorio aparece primero en el dorso del pie y en la región maleolar, en particular al final del día, mientras que en el paciente encamado suele localizarse en la región sacra. En la insuficiencia cardíaca de larga evolución los edemas pueden generalizarse y alcanzar las extremidades superiores y la cara, y, con mayor frecuencia, la pared abdominal y los genitales. El edema crónico se acompaña de induración y aumento de la pigmentación de la piel del área pretibial.

La retención de líquido puede manifestarse inicialmente por un aumento del peso corporal. En los últimos estadios de la insuficiencia cardíaca puede producirse un estado de caquexia. Contribuyen a él el aumento del catabolismo, una enteropatía con pérdida de proteínas, y la disminución de la ingesta por falta de apetito.

La cianosis, propia también de los estadios más avanzados, suele darse con una saturación de oxígeno arterial normal. Se debe a la reducción del contenido de oxígeno de la sangre venosa, causada por el aumento de su extracción por los tejidos. En los pacientes con lesiones en la válvula tricúspides y en la pericarditis constrictiva, la ascitis es más frecuente que el edema subcutáneo. La enteropatía con pérdida de proteínas secundaria a la congestión visceral facilita el desarrollo de ascitis al disminuir la presión oncótica del plasma.

El hidrotórax puede ocurrir tanto en la insuficiencia cardíaca derecha como en la izquierda, ya que las venas pleurales drenan tanto en el circuito venoso sistémico como en el pulmonar. Por lo general es bilateral; cuando el hidrotórax queda confinado al lado derecho se debe habitualmente a una hipertensión venosa sistémica, mientras que en la hipertensión venosa pulmonar se localiza en el lado izquierdo.

Las manifestaciones clínicas de la IC anteriormente descritas, se pueden clasificar según Framingham en criterios mayores y criterios menores.

Criterios Mayores	**Criterios menores.**
1. Disnea paroxística nocturna.	1. Disnea al esfuerzo.
2. Estertores crepitantes.	2. Edema de los miembros inferiores.
3. Edema agudo del pulmón.	3. Derrame pleural.
4. Auscultación del tercer ruido (ritmo de galope)	4. Hepatomegalia.
5. Ingurgitación yugular.	5. Tos nocturna.
6. Aumento de la presión venosa.	6. Taquicardia. FC: 120 latidos /min.
7. Cardiomegalia.	.
8. Reflujo hepatoyugular.	

Para el diagnostico son necesarios la presencia de dos criterios mayores, o puede ser uno mayor y dos menores.

-Manifestaciones cardiacas:

En general la insuficiencia cardíaca se acompaña de cardiomegalia. Dado que el ventrículo izquierdo es el más comúnmente afecto, la palpación revelará un desplazamiento del ápex. El crecimiento del ventrículo derecho se reconoce por la palpación de un latido enérgico junto al borde esternal izquierdo. En algunos casos de insuficiencia cardíaca aguda (p. ej., infarto de miocardio y rotura de las cuerdas tendinosas de la válvula mitral) y en la pericarditis constrictiva, no hay cardiomegalia. El ritmo de galope ventricular (tercer ruido), constituye un valioso dato de insuficiencia cardíaca en un adulto mayor.

La presencia de soplos sistólicos, de insuficiencia mitral y tricúspide, es secundaria a la dilatación del ventrículo correspondiente. Con frecuencia estos soplos disminuyen o desaparecen con el tratamiento. La hipertensión pulmonar secundaria al fallo izquierdo es responsable del aumento de intensidad del componente pulmonar del segundo ruido, que puede exceder la del componente aórtico.

El denominado pulso alternante se caracteriza por la alternancia de una contracción cardíaca enérgica y otra débil, que se acompaña también de una variación alternativa de la amplitud del pulso.

Exámenes Complementarios:

Examen de Rayos X, La radiografía de tórax permite apreciar el tamaño y la configuración de la silueta cardíaca. Dado que en la insuficiencia cardíaca suele haber cardiomegalia, el índice cardiotorácico está, en general, aumentado.

Con la acumulación de líquido, los tabiques interlobulillares situados en la periferia del pulmón, perpendicularmente a la superficie pleural, se hacen visibles, en particular en los lóbulos de la base. Aparecen entonces como densidades lineales bien definidas, en general horizontales, próximas a la superficie pleural y extendidas sobre una longitud de 1-3 cm, las líneas B de Kerley. Las líneas más largas que se extienden desde el hilio hacia la periferia en las porciones alta y media del pulmón, que son las líneas A de Kerley.

Exámenes de laboratorio:

El análisis de orina puede mostrar una proteinuria discreta. La densidad de la orina puede aumentar durante las fases de retención de agua y sodio y disminuir durante los períodos de diuresis. Indicar hemograma completo, urea, electrolitos y glucemia, pruebas de función hepática.

Electrocardiograma: El ECG es una herramienta diagnostica que sirve para descartar la presencia de hipertrofia ventricular izquierda, arritmias o infarto del miocardio (IMA).

Ecocardiograma: El ecocardiograma es una herramienta diagnóstica esencial para respaldar la sospecha inicial de Insuficiencia cardiaca. Debe ser indicado para conocer la causa subyacente de esta entidad y descartar defectos estructurales del corazón.

Espirometría: debe ser realizada si hay historia de ser fumador, activo o pasivo, o historia ocupacional relevante con síntomas de EPOC o asma.

Diagnóstico diferencial:

Primero hay que tener en cuenta las causas primarias y secundarias enunciadas en la Etiología, para luego plantear los diagnósticos diferenciales con enfermedades que cursan con síntomas de insuficiencia cardiaca izquierda y con las cuales no se debe confundir el medico.

Estas manifestaciones son las condicionadas por la congestión vascular pulmonar y no alteración cardiaca pura.

Entidades nosológicas. (Diagnostico diferencial)
Enfermedad pulmonar obstructiva crónica(EPOC)
Asma Bronquial.
Tromboembolismo pulmonar.
Tumores orofaringeos, laringeos o traqueales
Derrame pleural.
Cor pulmonale agudo.
Seudoasma cardiaca.
Edema agudo del pulmón no cardiogenico.
Rotura de valvula cardiaca como causa de trauma.

Otras causas que son D.Diferencial de la IC.

Endocarditis infecciosa.
Infarto masivo súbito en pacientes con función miocardica normal.
Aneurisma disecante de la aorta.
Shock cardiogenico.
Taponamiento cardiaco.
Insuficiencia renal.
Sobreadministracion parenteral de soluciones electrolíticas(Hipervolemia)
Shock hipovolemico.

Tratamiento:

El tratamiento se divide en medidas generales y tratamiento farmacológico.

Una vez descartadas las causas reversibles de insuficiencia cardíaca y corregidos los factores precipitantes, el objetivo del tratamiento de la insuficiencia cardíaca es reducir los síntomas y mejorar la calidad de vida y el pronóstico.

Medidas generales: Se incluyen medidas preventivas y no farmacológicas que también pudieran aplicarse a otras enfermedades como la HTA.

1. Educación al paciente y a su familia. Se debe dar información clara, práctica y sencilla al paciente y su familia sobre la IC. El conocimiento de la enfermedad y su tratamiento es fundamental para favorecer el autocontrol.
2. Restricción de la ingesta de sal.
3. Control del peso corporal.
4. Eliminar el hábito de fumar.
5. Limitar la ingesta de alcohol.
6. Realizar ejercicios físicos.
7. Actividad social: Las actividades que realice el paciente deben estar a su capacidad física.

Medidas farmacológicas: El tratamiento de la IC se realiza con fármacos que aumentan la contractilidad y con los que mejoran el rendimiento hemodinamico cardiaco al reducir la precarga (diuréticos y vasodilatadores) o la poscarga (vasodilatadores arteriales).

Diuréticos: Ayudan a aliviar la congestión pulmonar y sistémicas en los pacientes con insuficiencia cardiaca, entre estos tenemos, los diuréticos de I asa, Furosemida, torasemida, las tiazidas , que son la Hidroclorotiaziday la clortalidona, y los ahorradores de potasio, que incluyen, espironolactona, triamterene y amiloride.

Inhibidores de la enzima convertidora de Angiotensina. (IECAS): Los IECAS producen vasodilatación arteriovenosa que es mas marcada nivel coronario, renal, cerebral y musculoesquelético. Estos son la piiedra angular del tratamiento de la IC sintomática.
Entre estos tenemos, Enalapril, Captopril, y Lisinopril, entre los más usados.

Antagonistas de los receptores de Angiotensina II: Estos bloquean de forma competitiva las acciones de la angiotensina II, mediadas por la estimulación de los receptores AT1: En este grupo se encuentra , Losartan, Valsartan, Irbesartan, Candesartan.

Digitalicos: Los fármacos ionotropicos positivos, aumentan la contractilidad y el volumen minuto cardiaco con el fin de adaptarlo a las necesidades del organismo, actua directamente en los miocitos cardiacos.
La digoxina es el fármaco de elección cuando esta se asocia a fibrilación/fluter auricular con respuesta ventricular rápida, la misma asociada a diureticos e inhibidores de la enzima convertidora de angiotensina (IECA), continua siendo un fármaco útil en pacientes en rtimo sinusal con insuficiencia cardiaca sistolica. En este grupo de medicamentos esta la Digoxina de 0.25 mg.

Bloqueadores Beta adrenérgicos: Estos fármacos han mostrado ser útiles en un amplio numero de enfermedades cardiovasculres, cardiopatía isquémica,

HTA, y en casos con IC crónica: En este grupo se encuentra, Carvedilol, y Bisoprolol.

Vasodilatadores directos: Mejora la función ventricular actuando sobre el componente vascular, que puede ser por producir vasodilatación venosa (reducción de la precarga) o arterial (reducción de la poscarga), o ambas simultáneamente: Se encuentra La Hidralazlina, Dinitrato de isosorbide.

Estatinas: Se indican en pacientes con IC crónica sintomática y disfunción sistólica causada por cardiopatía isquémica: Se enumera, la simvastatina.

En las últimas décadas, gracias a la generalización del uso del ecocardiograma que permite el diagnóstico de los diferentes tipos de disfunción ventricular y a la aparición de nuevos fármacos, han surgido nuevas opciones terapéuticas. Cuando la insuficiencia cardíaca se debe a disfunción sistólica del ventrículo izquierdo, el fármaco de elección es un inhibidor de la ECA (IECA), acompañado de diuréticos y digoxina. Se pueden usar beta-bloqueadores de forma controlada.

Con las medidas generales de control consideradas clásicas, como aumentar la función contráctil y disminuir la retención de agua y sodio mediante la administración de diuréticos, se consigue reducir parcial o totalmente los síntomas.

Pese a ello, subyace una disfunción ventricular que determina diferentes grados de activación neurohormonal, responsable de la progresión de la enfermedad y la mortalidad. Por ello, los nuevos enfoques del tratamiento de la insuficiencia cardíaca se centran de forma prioritaria en reducir o neutralizar los efectos adversos de los mecanismos de compensación, tales como la activación del sistema renina-angiotensina y simpático.

Cuando todas las opciones de tratamiento fracasan y ya sean descartado las posibles causas en el intento de compensar la IC, debe pensarse en el transplante cardiaco como ultimo recurso.

Conclusiones:

El aumento de la expectativa de vida y la mayor eficacia en el tratamiento de la enfermedad cardiaca en los centros asistenciales, conjuntamente con el incremento de los factores de riesgo y predisponentes de las enfermedades cardiovasculares, ha provocado que la Insuficiencia Cardiaca aumente su prevalencia e incidencia, por lo que se debe tener un conocimiento actualizado sobre su tratamiento y diagnostico oportuno, además es necesario que existan los recursos terapéuticos para una buena atención sanitaria a estos pacientes;

ahora si se sigue el algoritmo indicado para el tratamiento de los pacientes con insuficiencia cardiaca descompensada esto conllevaría a un aumento de la calidad de vida en estos pacientes.

Bibliografía:

1. Farreras–Rozman. Tratado de medicina interna. Ediciones Hartcourt 14. Edición. año 2000.
2. Amores Carraté Jacqueline; Arredondo Bruce Alfredo; Rabelo Nordelo Alfredo Rafael ; García Yllán Lourdes María. 10 pasos a seguir en el tratamiento de la Insuficiencia Cardíaca en la Atención Primaria de Salud. año: 2010. Revista electrónica de portalesmedicos.com, en www.portalesmedicos.com
3. Silva andino Sandra marcela. Linarez Ochoa Nery Erasmo. Actualización en Insuficiencia cardiaca, nuevas guias terapéuticas. Rev Med Hondur, Vol. 86, Nos. 1 y 2, 2018
4. Harrison. Principios de medicina interna., Insuficiencia cardiaca y cor pulmonale, Cap. 227, Editorial McGraw Hill, 17 edición año: 2008
5. Albert Cabrera Marcos. Montano Luna José Antonio. Prieto Díaz Vicente. Céspedes Lantigua Luis Augusto, Afecciones cardiacas, Parte XXII, capitulo: 99, en Álvarez Sintes R, Temas de medicina general integral, Principales afecciones en los contextos familiar y social, Volumen IV, Editorial de Ciencias medicas. La Habana. 2014.
6. Chuquiure Valenzuela Eduardo. La insuficiencia cardiaca en el infarto agudo del miocardio. Instituto Nacional de Cardiología: Ignacio Chávez, Archivos de cardiología de México, Vol. 72 Supl. 1/Enero-Marzo 2002:S52-S57, www.cardiologia.org.mx
7. Marschall S. Runge. Netter, Cardiología.editorial Elsevier Masson. 2006.
8. Agustín Urrutia de Diego, Javier Santesmases Ejarqueb y Josep Lupón Rosés. ABC de la insuficiencia cardiaca. Semin Fund Esp Reumatol. 2011;12(2):42–49

Titulo: Miocardiopatia dilatada. Revisión bibliográfica

Autor: Dr. Jorge Serra Colina.

Introducción:

Las miocardiopatías son enfermedades que afectan primordialmente al miocardio, pero que no son consecuencia de hipertensión, valvulopatías congénitas o adquiridas, enfermedad coronaria o anomalías pericárdicas. (2)

La fibrosis miocárdica difusa que acompaña a las cicatrices miocárdicas múltiples a causa de una coronariopatía extensa perjudica la función del ventrículo izquierdo y a menudo se denomina miocardiopatía isquémica. Aunque el término miocardiopatía se reserva para trastornos que afectan principalmente al miocardio.

Se reconocen dos formas fundamentales de miocardiopatías:

1. forma primaria, que consiste en una enfermedad del músculo cardiaco de causa desconocida.

2. forma secundaria, que es la enfermedad miocárdica de causa conocida o asociada a una enfermedad sistémica como la amiloidosis o por consumo crónico de alcohol.

En algunos pacientes pueden presentarse los dos tipos en forma simultánea o en forma secuencial. Una consideración importante es si la miocardiopatía en cuestión (ya sea primaria o secundaria) tiene una base genética.

Se describe que casi 33% de los casos de insuficiencia cardiaca congestiva son ocasionados por miocardiopatía dilatada, donde existe una alteración de la función de bomba sistólica del ventrículo izquierdo, del derecho o de ambos, lo que produce dilatación cardiaca progresiva (remodelación). Los síntomas de insuficiencia cardiaca por lo común aparecen sólo después de que la remodelación ha ocurrido por cierto tiempo, de meses a años. (2)

En muchos casos no existe una causa evidente de la enfermdad, la miocardiopatía dilatada (MCD) probablemente es el resultado final de la lesión miocárdica producida por diversos agentes tóxicos, metabólicos o infecciosos, suele ser una secuela tardía de una miocarditis vírica aguda, posiblemente mediada por un mecanismo inmunitario.

En el desarrollo de la miocardiopatía dilatada intervienen múltiples mecanismos, como los citotóxicos, metabólicos, inmunológicos, infecciosos y familiares.

La ingestión de alcohol como se sabe puede producir disfunción miocárdica severa, con manifestaciones clínicas, hemodinámicas y anatomopatológicas idénticas a las de la miocardiopatía dilatada idiopática.(1)

En el desarrollo de la miocardiopatía dilatada intervienen múltiples mecanismos, como los citotóxicos, metabólicos, inmunológicos, infecciosos y familiares.

La miocardiopatia dilatada alcoholica es una miocardiopatía muy afín a la idiopática que aparece después del abuso prolongado del alcohol, se habla de más de 100 g/día de alcohol durante un tiempo prolongado, alrededor de 5-15 años.

Se plantea que la Miocardipatia por alcohol, aparece en los individuos que consumen grandes cantidades de alcohol, los cuales durante varios años pueden desarrollar manifestaciones clínicas similares a la micardiopatia idiopática o familiar. El riesgo de desarrollar miocardiopatía tiene determinantes genéticos.

En muchos casos no es posible llegar a un diagnóstico causal específico y por lo tanto las miocardiopatías sólo se clasifican en alguno de los tres tipos (dilatada, restrictiva, hipertrófica) basados en las diferencias de su fisiopatología y el cuadro clínico.

Factores genéticos:

Se plantea que alrededor de 20 a 33% de los pacientes tienen formas familiares de MCD. Se han descrito mutaciones en más de 20 genes, las cuales se transmiten en forma autosómica dominante. La mayor parte de las mutaciones codifican proteínas de la sarcómera, como actina cardiaca alfa; miosina beta y alfa; topomiosina alfa de cadena pesada y troponinas T, I y C. Se cree que estas proteínas anormales causan disfunción contráctil al alterar la producción o la transmisión de la fuerza.(1)

Aproximadamente un 20-30% de pacientes con MCD idiopática tienen un familiar con diagnóstico similar. (7,8)

Otros autores plantean también la existencia de un defecto genético como causante de MCD, pues el 20-25% de los casos son de origen familiar (miocardiopatía dilatada familiar o genética) y se transmiten con herencia autosómica dominante o ligada a sexo (se han descrito cinco "loci" genéticos de la enfermedad en los cromosomas 1p1-1q1, 1q32, 3p22-p25, 9q13-q22 y Xp21. (2)

Los pacientes con MCD genética también muestran miopatías en el músculo estriado, en particular distrofia muscular de Duchenne y de Emery-Dreyfuss.

Las mutaciones en la codificación genética de la proteína de cubierta nuclear de la lámina A/C también se heredan en forma autosómica dominante y participan en el desarrollo de MCD asociada con trastornos de la conducción auriculoventricular (AV) y en otros trastornos electrofisiológicos que pueden causar muerte súbita de origen cardiaco. En varones jóvenes ocurre un trastorno debido a un gen de distrofina, causado por un trastorno autosómico recesivo ligado al cromosoma X y este trastorno se asocia con una evolución rápida de la enfermedad; en la MCD también se han reportado mutaciones en los genes mitocondriales.(1)

Manifestaciones clínicas:

La mayoría de los pacientes padecen síntomas de insuficiencia cardiaca izquierda o derecha que aparecen en forma gradual. En algunos existe dilatación del ventrículo izquierdo durante varios meses o incluso años antes de que comiencen los síntomas. En ocasiones en los pacientes se acompaña de dolor torácico vago, pero la angina de pecho típica es poco común y casi siempre indica la presencia de cardiopatía isquémica concomitante en los pacientes afectados. (1)

Su manifestación clínica principal es la insuficiencia cardíaca congestiva (ICC) con cardiomegalia. Su diagnóstico requiere la confirmación de la disfunción sistólica, existe una fracción de eyección menor de 40% y la exclusión de cualquier otro tipo de cardiopatía. (1,2)

La sintomatología de la insuficiencia cardíaca como disnea, fatiga, ingurgitación yugular, hepatomegalia y edemas, aparece tardíamente, cuando existe ya una gran cardiomegalia, por lo que representa la etapa final de un proceso subclínico cuya antigüedad casi siempre se ignora.

Otras manifestaciones clínicas son las arritmias y los accidentes vasculares cerebrales. El 20% de los pacientes presenta fibrilación auricular, y puede presentarse casos con taquicardia.

El signo auscultatorio más típico es el galope protodiastólico o de sumación; con frecuencia se perciben soplos de insuficiencia mitral funcional por disfunción del músculo papilar o dilatación del anillo valvular, o de insuficiencia tricúspide.(2)

Clasificación clínica de las miocardipatias.

1. Dilatada: agrandamiento del ventrículo izquierdo o del derecho, o de ambos, alteración de la función sistólica, insuficiencia cardiaca congestiva, arritmias, embolias.
2. Restrictiva: cicatrización endomiocárdica o infiltración miocárdica que produce restricción del llenado ventricular izquierdo, del derecho, o de los dos ventrículos.
3. Hipertrófica: hipertrofia ventricular izquierda desproporcionada que generalmente afecta más al tabique que a la pared libre, con o sin gradiente de presión sistólica intraventricular; habitualmente la cavidad del ventrículo izquierdo no está dilatada.

Diagnóstico.

La miocardiopatia dilatada se considera un importante problema de salud por su elevada morbilidad y mortalidad, es un síndrome caracterizado por dilatación y alteración de la contractilidad del ventrículo izquierdo o de ambos ventrículos, existiendo un alto número de pacientes en que la miocardiopatía dilatada son causadas por el efecto del alcohol.

Se plantea por algunos autores que casi 30 % de los casos de insuficiencia cardiaca congestiva son causados por miocardiopatía dilatada. Se describe que existe una alteración de la función de expulsión sistólica de los fluidos sanguíneos de los ventrículos izquierdos, derechos o de ambos, lo cual produce dilatación cardiaca progresiva, lo que se denomina remodelación cardiaca.

Los síntomas de insuficiencia cardiaca por lo común aparecen sólo después de que la remodelación ha ocurrido por cierto tiempo, en periodo de tiempo de meses o años. Aunque en muchos casos diagnosticados no existe una causa evidente, la miocardiopatía dilatada probablemente es el resultado final de la lesión miocárdica producida por diversos agentes tóxicos, metabólicos o infecciosos, y virus. (1,2)

Entre las causas más frecuentes de disfunción ventricular izquierda se encuentran la miocardiopatía dilatada idiopática y las secundarias, como la miocardiopatía viral, chagásica, genética, inmune, tóxica, familiar, inflamatoria, alcohólica.

Exámenes de laboratorio:

En estos exámenes la radiografía de tórax muestra cardiomegalia por dilatación del ventrículo izquierdo, aunque con frecuencia existe una cardiomegalia generalizada. Los campos pulmonares pueden revelar signos de redistribución venosa pulmonar y edema intersticial y en casos avanzados edema alveolar.

En el electrocardiograma (ECG) a menudo se muestra taquicardia sinusal o fibrilación auricular, arritmias ventriculares, anomalías auriculares izquierdas, bajo voltaje, anomalías inespecíficas y difusas en el segmento ST-T y en ocasiones defectos de conducción intraventricular o atrioventricular. (1,2)

La ecocardiografía, imágenes por tomografía computadorizada y la resonancia magnética cardiaca muestran dilatación de ventrículo izquierdo con paredes normales, engrosadas en forma mínima o delgadas y disfunción sistólica.

En la enfermedad las concentraciones circulantes de péptido natriurético encefálico suelen estar elevadas.

Por lo general se realiza un cateterismo cardiaco y coronariografía para excluir la posibilidad de cardiopatía isquémica y el monitoreo hemodinámico portátil ayuda al tratamiento del paciente con descompensación aguda.(1,2)

En la angiografía revela un ventrículo izquierdo con dilatación e hipocinesia difusa, a menudo con cierto grado de insuficiencia mitral.

La Tomografia computarizada cardiaca puede diferenciar entre MCD y arteriopatía coronaria proximal y, por tanto, reduce la necesidad de procedimientos con penetración corporal.

Por ultimo en la miocardiopatía dilatada idiopática o familiar no es necesario realizar una biopsia endomiocárdica transvenosa, pero resulta útil para reconocer una miocardiopatía secundaria, como amiloidosis y miocarditis aguda. (1,2)

Tratamiento:

En la miocardiopatia dilatada la gran mayoría de los pacientes siguen una evolución inexorable al deterioro y en su mayor parte, en particular los individuos mayores de 55 años, fallecen en los cuatro años siguientes al inicio de los síntomas.(1,2)

En casi el 25% de los pacientes ocurre mejoría espontánea o estabilización. La muerte es ocasionada por insuficiencia cardiaca progresiva, taquicardia o bradiarritmia ventricular, siendo la muerte súbita de origen cardiaco una amenaza constante.

Está indicado el tratamiento habitual para la insuficiencia cardiaca, como se describe en el tema de insuficiencia cardiaca (IC).

Medidas farmacológicas: El tratamiento de la IC se realiza con fármacos que aumentan la contractilidad y con los que mejoran el rendimiento hemodinamico cardiaco al reducir la precarga (diuréticos y vasodilatadores) o la poscarga (vasodilatadores arteriales).

Diuréticos: Ayudan a aliviar la congestión pulmonar y sistémicas en los pacientes con insuficiencia cardiaca, entre estos tenemos, los diuréticos de l asa, Furosemida, torasemida, las tiazidas , que son la Hidroclorotiaziday la clortalidona, y los ahorradores de potasio, que incluyen, espironolactona, triamterene y amiloride.

Inhibidores de la enzima convertidora de Angiotensina. (IECAS): Los IECAS producen vasodilatación arteriovenosa que es mas marcada nivel coronario, renal, cerebral y musculoesquelético. Estos son la piiedra angular del tratamiento de la IC sintomática.
Entre estos tenemos, Enalapril, Captopril, y Lisinopril, entre los más usados.

Antagonistas de los receptores de Angiotensina II: Estos bloquean de forma competitiva las acciones de la angiotensina II, mediadas por la estimulación de los receptores AT1: En este grupo se encuentra , Losartan, Valsartan, Irbesartan, Candesartan.

Digitalicos: Los fármacos ionotropicos positivos, aumentan la contractilidad y el volumen minuto cardiaco con el fin de adaptarlo a las necesidades del organismo, actua directamente en los miocitos cardiacos.
La digoxina es el fármaco de elección cuando esta se asocia a fibrilación/fluter auricular con respuesta ventricular rápida, la misma asociada a diureticos e inhibidores de la enzima convertidora de angiotensina (IECA), continua siendo un farmaco útil en pacientes en rtimo sinusal con insuficiencia cardiaca sistolica. En este grupo de medicamentos esta la Digoxina de 0.25 mg.

Bloqueadores Beta adrenérgicos: Estos fármacos han mostrado ser útiles en un amplio numero de enfermedades cardiovasculres, cardiopatía isquémica, HTA, y en casos con IC crónica: En este grupo se encuentra, Carvedilol, y Bisoprolol.

Vasodilatadores directos: Mejora la función ventricular actuando sobre el componente vascular, que puede ser por producir vasodilatación venosa (reducción de la precarga) o arterial (reducción de la poscarga), o ambas simultáneamente: Se encuentra La Hidralazlina, Dinitrato de isosorbide.

Estatinas: Se indican en pacientes con IC crónica sintomática y disfunción sistólica causada por cardiopatía isquémica: Se enumera, la simvastatina.

La presencia de embolias sistémica es motivo de preocupación y debe valorarse la anticoagulación crónica para estos pacientes.**(Heparina sódica)**

Debe evitarse el consumo de alcohol por sus efectos cardiotóxicos al igual que los antagonistas de los canales del calcio y los fármacos antiinflamatorios no esteroideos. Es mejor evitar los antiarrítmicos por el riesgo de proarritmia.

Por lo que en los pacientes con miocardiopatia por alcohol una parte del tratamiento consiste en abstenerse del consumo de bebidas alcohólicas, lo cual puede detener la progresión o incluso revertir la evolución de la enfermedad.

El tratamiento de resincronización cardiaca y la inserción de un desfibrilador cardioversor implantable debe emplearse en casos de MCD al igual que en la insuficiencia cardiaca de otras causas.

En pacientes con diagnostico de MCD y que presentan una enfermedad avanzada resistente a otros tratamientos debe considerarse el trasplante cardiaco.

Bibliografía:

1. Harrison. Principios de Medicina Interna. Parte 9. Enfermedades del aparato cardiovascular, Sección 4. Enfermedades del corazón, Capítulo 231. Miocardiopatías y miocarditis. Ediciones McGraw-Hill. 17. Edición. año. 2008
2. Farreras- Rozman. Temas de Medicina Interna. Decimocuarta edición. Ediciones Harcourt. Año.2000
3. Marschall S. Runge. Netter, Cardiología.editorial Elsevier Masson. 2006,
4. Méndez Ortiz Arturo. Miocardiopatía dilatada. Estado del arte. Instituto Nacional de Cardiología Ignacio Chávez, Archivos de Cardiología de México, Vol. 74, Supl. 2, 60 Aniversario/Abril-Junio 2004:S338-S342
5. Estruch RR. Miocardiopatía Alcohólica. Rev Clín Esp. 2001;201(3):137-9.
6. Estigarribia Passaro Jorge. Clasificación de las miocardiopatías. Un objetivo, muchas propuestas. Rev Urug Cardiol 2019; 34: 99-113
7. Acquatella Harry.Miocardiopatía dilatada: avances recientes y tratamiento actual. Rev Esp Cardiol 2000; 53 [Supl 1]: 19-27
8. Mestroni L, Rocco C, Vatta M, Miocic S, Giacca M. Advances in molecular genetics of dilated cardiomyopathy. The Heart Muscle Disease Study Group. Cardiol Clin 1998; 16: 611-621.

Titulo: Aneurisma de la Aorta Torácica. Revisión bibliográfica

Autor: Jorge Serra Colina.

Introducción:

El aneurisma es una dilatación localizada de un vaso sanguíneo, especialmente de la aorta o de una arteria periférica. Esta entidad se considera generalmente que son el resultado de una debilitación localizada de la pared vascular. Las causas específicas son la arteriosclerosis, la necrosis medial quística, la infección sifilítica o micótica, la aortitis y los traumatismos.

El aneurisma verdadero afecta a las tres capas del vaso sanguíneo. Los aneurismas se presentan como un ensanchamiento o masa mediastínicas, con o sin compresión de estructuras vecinas, atribuible a un aneurisma de la aorta ascendente, del arco aórtico y aorta descendente.(2)

El aneurisma es la dilatación patológica de un segmento de un vaso sanguíneo que según su ubicación se puede clasificar en Aneurisma de la aorta torácica (incluye la aorta ascendente y cayado de la aorta, toraxica descendente) y de la aorta abdominal.(5)

La incidencia estimada de Aneurisma Aorta Torácica es de 6-10:100 000 personas por año.(5)

La descripción de los aneurismas de la aorta abdominal se remonta al antiguo Egipto, alrededor del año 1550 a. C., cuando se describieron los aneurismas pulsátiles de arterias periféricas de origen traumático.(3)

La etiología de un aneurisma es el resultado de múltiples factores que afectan el segmento arterial y a su entorno, entre ellos, están los procesos degenerativos inespecíficos que conllevan a cambios en la pared arterial, disección de la aorta, factores genéticos como la mutación del gen FBN1, COL3A1, causas infecciosas y traumatismos como señalamos anteriormente.(5,6,7)

La mayoría se diagnostican en pacientes entre los 60 y los 70 años de vida, los que presentan antecedentes de hipertensión y tabaquismo, tratándose de aneurismas de origen arteriosclerótico.

La rotura contenida de la aorta genera un hematoma en comunicación con la luz aórtica (seudoaneurisma). Los falsos aneurismas o seudoaneurismas torácicos son consecuencia de traumatismos o secundarios a reparaciones quirúrgicas previas.

Fisiopatología:

La aparición y expansión de un aneurisma involucra factores intrínsecos al segmento arterial y factores hemodinámicos locales. (5)

La destrucción de las fibras elásticas y la desestructuración del estrato muscular conlleva a la debilitación de la pared arterial, que es la causa inmediata de la formación aneurismática.(1)

La capa medial es responsable de gran parte de su resistencia a la tracción y elasticidad donde las proteínas más importantes son el colágeno y la elastina. Se plantea que el aumento de enzimas específicas conduce a la degradación de proteínas estructurales como las fibras elásticas, que producen la degeneración de la capa media, lo cual genera un debilitamiento de la pared de la aorta, pérdida de la elasticidad y la dilatación. (5)

Los aneurismas de aorta son consecuencia de cuadros que degradan la síntesis u originan anormalidades de los componentes estructurales de la pared de la aorta, como son la elastina y el colágeno. Los aneurismas de la aorta se pueden clasificar en sacular o fusiforme.

Los pacientes con aneurismas degenerativos asociados con ateroesclerosis pueden presentar proteólisis anormal, enzimas sericas elastoliticas, y deficiencias del colágeno y la elastina, intervienen junto a las placas ateroesclerotica en la aparición de aneurismas.

Los factores hemodinámicos juegan un papel importante en la formación de los aneurismas aórticos, debido a su exposición continua a la presión pulsátil y fuerzas de sujeción. Entre los factores que generan los Aneurismas Arteriales se enumeran la excesiva aplicación de una fuerza interna y la inadecuada resistencia del material, lo cual se define por la ley de Laplace que establece que la tensión de la pared arterial es proporcional al radio del conducto de esta, por lo que a medida que aumenta el diámetro, la tensión de la pared aumenta, lo que contribuye aún más a la dilatación. (5,9)

Se describe que la aterosclerosis de forma frecuente se encuentra implicada en la formación del aneurisma, donde se detectan la presencia de células espumosas, diferentes grados de necrosis, calcificación y hemorragia intraplaca con la destrucción de las fibras elásticas y colágenas. En la aorta torácica, al contrario que en la aorta abdominal, la aterosclerosis es un proceso sobreañadido a la enfermedad aneurismática.

Los aneurismas torácicos de tipo aterosclerótico puro son frecuentemente saculares, que significa que no abarcan toda la circunferencia del vaso. (1)

Es habitual la presencia del denominado trombo mural que tapiza el interior del saco aneurismático. Se forma como consecuencia de las turbulencias generadas por los cambios de calibre del vaso aneurismático, en un intento de armonizar la hemodinámica en la región afectada.

Cuadro clínico:

Los casos que presentan aneurismas torácicos, al igual que en otras localizaciones, suelen ser asintomáticos.

La necrosis quística de la media es la causa más frecuente de aneurisma de la aorta ascendente, mientras que la ateroesclerosis lo es de los aneurismas del cayado y de la aorta torácica descendente. El promedio de crecimiento de los aneurismas torácicos oscila entre 0.1 y 0.2 cm por año. (11)

El aneurisma de Arteria aortica torácica (AAT) se divide según su localización en ascendente, arco aórtico, y descendente.

Las manifestaciones clínicas y la evolución espontánea de los aneurismas de la aorta torácica dependen de su localización, por lo que en los aneurismas d ela la porción ascendente, existe dolor torácico, pero el dolor no es exclusivo de este tipo de aneurismas. Cuando se presenta constituye un síntoma de alerta, por crecimiento o rotura. En ocasiones es de características anginosas, irradiándose a espalda o al epigastrio.

Los aneurismas torácicos generan síntomas y signos dependiendo de su tamaño y localización. Un aneurisma de la aorta ascendente que dilate la raíz ocasionaría insuficiencia aórtica con o sin insuficiencia cardíaca secundaria y en raras ocasiones puede causar una compresión de la vena cava superior.(1)

Cuando se localiza el aneurisma en el cayado o en la aorta descendente puede originar disfonía por compresión del nervio recurrente, disnea o estridor por compresión de las vías respiratorias altas, hemoptisis por erosión de la tráquea o de un bronquio. Algunas veces parálisis del hemidiafragma izquierdo por afección del nervio frénico.(5)

Un aneurisma de la aorta torácica descendente puede comprimir el esófago y causar disfagia y/o hematemesis por erosión.

Los pacientes con diagnóstico de síndrome de Marfan o de otras alteraciones hereditarias del tejido conectivo, como el síndrome de Ehlers-Danlos tipo IV, desarrollan con mayor frecuencia aneurismas de aorta torácica ascendente o de varios segmentos de la aorta.(1)

Los aneurismas de la aorta torácica que surgen en el síndrome de Marfan o la disección aórtica pueden expandirse con enorme rapidez.

La presencia de contenido trombótico del saco aneurismático es causa de embolias hacia los troncos supraórticos, las extremidades o hacia las arterias viscerales, dando lugar a cuadros de isquemia.

También se describe que la disección es una posible evolución de un aneurisma torácico.

-Aneurisma disecante de la Aorta.

Se plantea que el aneurisma de la aorta ascendente se define como una dilatación localizada y permanente de la aorta con un diámetro, al menos el 50% del normal, el cual se puede complicar con un Aneurisma disecante de la aorta (ADA), considerándose como disecante cuando la sangre se introduce entre las capas de la pared aortica decolando estas, casi siempre a partir de desgarros de la intima.

Existen varias clasificaciones de esta entidad que son utiles para su estudio y el correcto manejo de la misma, siendo una de las más usadas, la clasificación de De Bakey. (12)

Clasificación de De Bakey. Se divide en tres tipos de lesiones.
Tipo I: El desgarro de la intima usualmente se origina en la aorta ascendente y se extiende en la aorta descendente, arco y en longitud variable a la aorta torácica descendente y abdominal.
Tipo II: La disección se encuentra limitada a la aorta ascendente.
Tipo III: La disección puede estar limitada a la aorta torácica descendente (tipo IIIa) o extenderse a la aorta abdominal (tipo IIIb). La disección en este tipo puede extenderse de forma proximal y afectar el arco aórtico y la aorta ascendente.

En pacientes con este diagnóstico de (ADA) el dolor suele ser de presentación aguda y de extrema intensidad; su topografía depende de la localización de la disección. Así vemos que en la disección próxima al cayado de la aorta, que es la más frecuente, el dolor se localiza en la porción anterior del pecho y tiende a irradiar hacia la espalda, donde muy a menudo predomina, y a veces hacia el cuello, la nuca y los brazos.

En las horas o días siguientes, si la disección avanza, se afectan, progresivamente, el abdomen, la región lumbar y los miembros inferiores. En ocasiones, el dolor es menos intenso y la disnea o el síncope pueden ser los síntomas de presentación. Interesa valorar siempre la historia previa de hipertensión arterial en el paciente.(1)

Se plantea que la hipertensión arterial es el factor de riesgo mas importante en la disección aortica, esta presente en el 80% de los casos, que muestra el efecto hemodinamico en la patogénesis de la disección unido a la fragilidad de la pared.

En algunos casos ocurre después de la disección aparece la rotura del aneurisma. La rotura constituye una fase final de esta entidad. Si la rotura se produce hacia el saco pericárdico se origina un taponamiento agudo por hemopericardio. Si se rompe hacia el ventrículo o la aurícula derechos o hacia la arteria pulmonar se crea un gran cortocircuito izquierda-derecha con insuficiencia cardíaca grave y muerte, pero si se rompe hacia el mediastino, hacia la cavidad pleural, provoca un hemotórax masivo, o si lo hiciera hacia el espacio retroperitoneal, se origina un cuadro de shock hipovolémico de consecuencias generalmente fatales. (1)

Diagnóstico:

La sospecha diagnóstica a través de la anamnesis o la exploración física es excepcional. La auscultación de soplos torácicos y la palpación de una masa pulsátil en el hueco supraesternal en un paciente joven con síndrome de Marfan es una forma poco frecuente de presentación de esta entidad. (1)

Se puede indicar un electrocardiograma (ECG), aunque esta no es una prueba especifica de esta entidad, principalmente se indica para detectar si existe hipertrofia ventricular izquierda.

La mayoría de los aneurismas de la aorta torácica se evidencian en la radiografía simple de tórax, siendo los hallazgos encontrados el ensanchamiento mediastínico y desplazamiento o compresión de la tráquea o bronquio principal izquierdo.

La tomografía computarizada (TAC) es el método diagnóstico más útil para determinar el diámetro de la aorta y la extensión del aneurisma , esta prueba diagnóstica nos da información sobre las características de la pared arterial, grado de calcificación, grosor y distribución del trombo mural y el estado del tejido periaórtico.

Se consideran métodos sensibles y específicos para evaluar los aneurismas de la aorta torácica y el ataque de sus ramas son la tomografía computadorizada (TAC) con medio de contraste, y la resonancia magnética (RMN). (11)

La resonancia magnética (RM) aporta información parecida a la suministrada por la TC. La RM puede informar sobre el estado del flujo sanguíneo sin necesidad de inyectar contraste yodado.(1)

Para valorar la aorta ascendente proximal y la aorta torácica descendente se puede emplear la ecocardiografía bidimensional, y en especial la ecocardiografía transesofágica. (11)

El ecocardiograma transesofágico (ETE) permite obtener excelentes imágenes de la estructura y función cardíaca, de la aorta y de los grandes vasos torácicos, utilizando el esófago como ventana ultrasónica.

La Aortografía, con o sin sustracción digital, en varias proyecciones, permite definir la anatomía de la aorta, la extensión del aneurisma y la permeabilidad de las grandes y pequeñas ramas aórticas, por lo que es una exploración imprescindible para la aplicación de una estrategia terapéutica.

Diagnostico diferencial:

Se deben descartar las siguientes patologías en pacientes con sospecha de Aneurisma de la aorta.

Entidades nosológicas. (Diagnóstico diferencial)
1. Cardiopatía isquémica.
2. Rotura espontánea de esófago o síndrome de Boerhaave
3. Ulcera peptica gastroduodenal
4. Hernia de hiato esofágico.
5. Pericarditis.
6. Patologias torácicas osteoarticulares.
7. Enfermedades pleurales inflamatorios.
8. Tumoraciones medistinales.
9. Tumor de pulmón con signos de hemoptisis.
10. Ulcera gástrica o Tumor de estomago con signos de hematemesis.
11. Neumotorax.
12. Tromboembolismo pulmonar.
13. Disección aortica aguda.
14. Síndrome coronario agudo

Pronostico:

La evolución espontánea de los aneurismas torácicos puede ser hacia la disección o la rotura. El 80% se rompen después de 5 años a partir del diagnóstico. La rotura suele conducir a la muerte por shock hipovolémico o por insuficiencia cardíaca grave. Por este motivo, los pacientes con riesgo quirúrgico y anestésico aceptable deben ser intervenidos para evitar este fatal desenlace. (1)

Conclusiones:

-Tratamiento medico:

El objetivo principal del tratamiento médico es reducir el cizallamiento del segmento enfermo, para lo cual se reduce la presión arterial y la contractibilidad cardiaca con la administración de medicamentos beta bloqueadores como el propanolol, esmolol y el labetalol, se usa atenolol cuando existe broncoespasmo. Si están contraindicados los betabloqueadores debe administrarse Antagonistas del calcio: Nifedipina, diltiazem o verapamilo.

Cuando existe dolor en el aneurisma disecante de la aorta se indica Morfina endovenosa.

Se pueden indicar medicamentos como las estatinas, las que podrían inhibir la expansión de los aneurismas.

Además se recomienda no fumar, debido a que algunos estudios han apuntado que el hábito de fumar induce una expansión mucho más rápido del aneurisma aórtico, a una velocidad de 0,4mm por año. (1,5,10)

-Tratamiento quirúrgico:

El tratamiento de los aneurismas aórticos torácicos es quirúrgico, de hecho es la afección de la aorta torácica que requiere tratamiento quirúrgico con mayor frecuencia. La reparación quirúrgica está indicada en pacientes con riesgo quirúrgico y anestésico aceptable, con aneurisma torácico sintomático o asintomático que tenga un diámetro que supere el doble de la aorta normal adyacente, se tiene en cuenta el diámetro aórtico, algunos autores dicen que debe ser mayor de 50 a 55 mm. La técnica empleada varía según la localización, extensión y forma del aneurisma.(5)

En la literatura medica se plantea que los aneurismas que comprometen la aorta ascendente se tratan sustituyendo el segmento aneurismático por una prótesis tubular, siendo la técnica quirúrgica básica para el tratamiento del aneurisma de aorta ascendente la sustitución de la aorta dilatada por un injerto tubular protésico de dacrón. (13)

En pacientes con dilatación asociada de la raíz aórtica se pueden plantear distintos procedimientos como son:

a) La sustitución de válvula, raíz y aorta ascendente con injerto aorto-valvulado (operación tipo Bental). Las arterias coronarias se reimplantan en forma de botones coronarios sobre el injerto de dacron. (14)

b) Sustitución de válvula, raíz y aorta ascendente con un homoinjerto con reimplante coronario. Actualmente, suele indicarse especialmente en pacientes con endocarditis infecciosa. La degeneración del mismo con el paso del tiempo supone la posibilidad de una reoperación compleja, especialmente si existe calcificación severa. (13, 16)

c) Sustitución con autoinjerto pulmonar de la válvula, raíz y de la primera porción de la aorta ascendente (operación de Ross). (15)

d) Procedimientos de sustitución de la raíz aórtica con preservación de la válvula. (13)

e) También existe la técnica de Robiseck en la aorta ascendente (o «wrapping»), que estaría indicada en pacientes de edad avanzada, con alto riesgo quirúrgico o esperanza de vida limitada. (17)

Los pacientes con el síndrome de Marfan, precisan de varias intervenciones reparadoras a lo largo de su acortada vida dado el carácter multisegmentario de su enfermedad aórtica.

Podemos concluir que el control de las enfermedades vasculares como la Hipertensión arterial y de la arterioesclerosis, y de sus factores de riesgo como el habito de fumar, el consumo de bebidas alcohólicas y la diabetes mellitus, permiten la prevención de la aparición de los aneurismas, tanto en la aorta abdominal que es su localización mas frecuente como en la aorta torácica que es la localización que le sigue en frecuencia.

Bibliografía:

1. Farreras- Rozman. Temas de Medicina Interna. Decimocuarta edición. Ediciones Harcourt. Año.2000
2. Harrison. Principios de Medicina Interna. Editorial McGraw-Hill. 17 ediciones. Año.2008
3. Ramírez J , Pozo ME. Aneurisma de la aorta abdominal: controversias y tendencias en su diagnóstico y manejo. Rev Colomb Cir. 2010;25:323-31
4. R. García-Fuster. Aneurisma de la aorta ascendente. Cir Cardiov. 2015;22(4):195–199
5. Mónica Brenes Alfaro, Xiomara Campos Gómez. Aneurisma de aorta toraxica. Revista medica de Costa rica y Centroamérica, LXXIII (620) 439-442, año2016.
6. Gutiérrez J, Camblor L, Llaneza J, Menéndez A, et al. Historia natural de los aneurismas de la aorta torácica. Revista Angiología. 2006;58 (supl 1):S3-S14.
7. Jondeau G,Boileau C. Familial thoracic aortic aneurysms. Editorial Lippincott Williams & Wilkins.2014,29(6), 492-498.
8. Vilacosta L. Problemas relevantes en cardiología: Síndrome aórtico agudo. Revista española de cardiología. 2003;56(supl 1):29:39.
9. Carreño G,SanchezC, Gutiérrez A, et al. Aneurismas de aorta. Revista Mexicana de Angiología. 2005; 33(4): 114-127 .

10. Brady AR.Thompson SG,Fowkes FG, et al.Abdominal Aortic aneurysm expansion: risk factors and time intervals for surveillance. Circulation2004:110:16-21.
11. Harrison. Principios de medicina interna. Enfermedades de la aorta, Cap. 242, Editorial McGraw Hill, 17 edición año: 2008
12. De Bakey ME, Henley WS, Cooley DA, Morris GC, Crawford ES, Beall AC, Surgical management of dissecting aneurysms of aorta. J Thorac Surg 1970;10:237-47.
13. García-Fuster Rafael. Aneurismas de aorta ascendente: tratamiento quirúrgico. Servicio de Cirugía Cardíaca, Consorcio Hospital General Universitario de Valencia, Valencia, España, Cir Cardiov. 2015;22(4):195–199
14. Yun KL, Miller DC, Fann JI, Mitchell RS, Robbins RC, Moore KA. Composite valve graft versus separate aortic valve and ascending aortic replacement: Is there still a role for the separate procedure? Circulation. 1997;96(II):368–75.
15. Kouchoukos NT. Aortic allografts and pulmonary autografts for replacement of the aortic valve and aortic root. Ann Thorac Surg. 1999;67:1846–8.
16. Gulbins H, Kreuzer E, Uhlig A, Reichart B. Homografts in patients with combined disease of the aortic valve and the ascending aorta: An alternative to the classical bentall procedure. J Heart Valve Dis. 2001;10:650–6.
17. Ang KL, Raheel F, Bajaj A, Sosnowski A, Galinanes M. Early impact of aortic wrapping on patients undergoing aortic valve replacement with mild to moderate ascending aorta dilatation. J Cardiothorac Surg. 2010;5:58–62.

Titulo: Fiebre Reumática. Revisión bibliográfica.

Autor: Jorge Serra Colina.

Introducción:

La Fiebre reumática (FR) es una enfermedad inflamatoria, multisistemica, secundaria a una reacción autoinmunitaria posterior a la infección por estreptococo beta hemolítico del grupo A. (EGA)

La FR es una secuela de la infección de las vías aéreas superiores por el Estreptococo, lugar donde comienza la enfermedad. Dando como resultado en algunos casos a problemas articulares y a lesiones cardiacas.

La fiebre reumática aguda causada por la respuesta inmune frente al estreptococo continúa siendo un problema de salud a nivel mundial.

En cuanto a su patogenia podemos decir que sesde hace tiempo se han postulado tres posibles vías patogénicas por las cuales el estreptococo podía explicar la fiebre reumática aguda (FRA):

1. Infección directa. 2. Efecto de una toxina estreptocócica (principalmente, estreptolisina O). 3. Efecto de un mimetismo antigénico asociado o no a una respuesta inmune alterada.

Esta última hipótesis es la más sólida, considerándose en la actualidad que la FRA es una enfermedad autoinmune y probablemente en parte resultado de la producción de anticuerpos autorreactivos frente a epítopos bacterianos específicos en un huésped susceptible.(8)

La teoría del mimetismo molecular sostiene que la faringoamigdalitis por EGA, inicia una respuesta inmune que puede reaccionar de forma cruzada con epitopos en las articulaciones, piel, cerebro y corazón. El parecido estructural e inmunológico entre la proteína M del estreptococo y la miosina es fundamental para la aparición de la carditis reumática.

En los casos afectados se produce la enfermedad a causa de brotes repetidos de fiebre reumática, que llevarían a la generación de cardiopatía reumática por afectación valvular. (1,2)

Epidemiologia:

La infección por estreptococos esta muy expandida en el mundo y en especial en los seres humano, son muchos los serotipos del estreptococo betahemolitico del grupo A que pueden desencadenar la FR, generalmente después de una faringoamigdalitis.

Se conoce la relación entre la FR y las condiciones de vida desfavorables tales como el hacinamiento y las malas condiciones de la vivienda, el estado de inmunidad de la población, y los serotipos de los EGA prevalentes, todo lo cual favorece la transmisión de las infecciones estreptoccocicas.

En relación a esto ultimo se plantea que las cardiopatías que se producen como consecuencia de la FR, constituyen una de las grandes enfermedades cardiovasculares que mejor responden a las medidas profilácticas, como la lucha contra la propagación de las infecciones estreptococicas, medidas de higiene y saneamiento ambiental, la educación sanitaria, y la existencia de unos eficaces servicios de atención medica.

Según datos del año 2004 de la Organización Mundial de la Salud (OMS), entre 15,6 y 19,6 millones de personas en el mundo presentan Cardiopatia Reumatica, un 95% en países subdesarrollados. (8)

En diferentes regiones del mundo se observan altas tasas de incidencia de FR, como el area tropical y sub tropical, mientras que en otras regiones, la enfermedad ha prácticamente desaparecido, llegando a ser poco frecuente en los países industrializados de Europa y haber disminuido en el mundo de forma considerable después de la aparición de los antibióticos. (3,4)

La disminución de la prevalencia en los países desarrollados del primer mundo se atribuye principalmente a la aparición de los antibióticos en la década de 1940, a la mejora de las condiciones socioeconomicas, a la mayor accesibilidad del servicio médico, a la eliminación del hacinamiento y a una disminución de los serotipos reumatogenicos del EGA. (3,5)

La FR afecta preferentemente a niños entre 5 y 14 años, siendo rara en niños menores de cinco años, no hay una relación clara respecto al género para la presencia de FR, sin embargo, la Cardiopatia Reumatica(CR) se observa casi al doble, en las mujeres. (3,6,8)

Algunos estudios han sugerido una mayor incidencia de ECR y corea de Sydenham en mujeres. (8)

La incidencia de FR ha disminuido en muchos países desarrollados y particularmente en España. (1)

Actualmente en Estados Unidos la incidencia de FR es menor a 10:100.000 (5), si se excluyen a los países desarrollados, la incidencia global de la FR y CR en niños entre 5-14 años se estima en 1.3:1000 habitantes. El numero estimado de pacientes de todas las edades con FR es de 10.8-15.9 millones, pero podría ser mayor. (3,7)

Otros autores hablan que la prevalencia de Enfermedad Cardiaca Reumatica en niños de 5 a 14 años es más alta en el África subsahariana (5,7 por 1.000), las poblaciones indígenas del Pacífico y de Australia y Nueva Zelanda (3,5 por 1.000), Asia central y del sur (2,2 por 1.000); mientras que, en los países desarrollados cae a 0,5 por 1.000.(8)

La mortalidad ha disminuido en los últimos años, pero todavía es causa de incapacidad en niños y adolescentes, sobre en todo en los países subdesarrollados, siendo su incidencia mucho menor en países industrializados.

Fisiopatología:

La patogenia de la fiebre reumática no se conoce muy bien, Se plantea que en los pacientes con FR se producen autoanticuerpos frente al endocardio, ante el estímulo antigénico de algunos carbohidratos o proteínas de los SBGA, que compartirían estructura química con los del endocardio.

Es la teoría del mimetismo molecular, que plantea que la faringoamigdalitis por EGA, dispara una respuesta inmune que puede reaccionar de forma cruzada con epitopos en las articulaciones, piel, cerebro y corazón.

Existe una generación de autoanticuerpos, que reaccionan de forma cruzada en pacientes con FR y CR. Se ha observado reacción cruzada entre anticuerpos, que se dirigen contra N-acetil-beta-D-glucosamina (GlcNac) el epítopo principal del EGA, laminina y la membrana laminar basal del endotelio valvular.

Se ha planteado que las manifestaciones de la FR se debe principalmente a 3 factores: el agente, el huésped y el ambiente, en el que juega un papel fundamental la infección del EGA, como un evento desencadenante, lo que ha sido apoyado por estudios epidemiológicos e inmunológicos.(3,5)

Los linfocitos T, reaccionan de forma cruzada con la proteína M del estreptococo y la miosina cardíaca, esta reacción cruzada, se cree es generada por mímica molecular, en la cual todo o una parte del antígeno extraño se asemeja a nivel molecular al tejido del huésped. La posterior generación de autoanticuerpos contra el colágeno se debe a la liberación del mismo de las válvulas dañadas y a su posterior exposición al sistema inmune. (3,5,6)

También se describe la teoría fisiopatología de los dos golpes, que propone que el ataque inicial al endotelio valvular, facilita posteriormente la entrada de linfocitos T CD4+, lo cual provoca la inflamación dirigida por células T, y esto posteriormente provocara la formación de nódulos granulomatosos o cuerpos de Aschoff.

Se describe por ultimo que existe una predisposición genética para contraer FR, la relación genética se ha observado más frecuentemente en alteraciones en los alelos que controlan los diferentes aspectos de la respuesta inmune, siendo la asociación más frecuente descrita. la que aparece en el alelo HLA-DR7, ubicado en el cromosoma 6 perteneciente al grupo del sistema de histocompatibilidad HLA clase II.

La asociación de DR7 con diferentes alelos DQ-B o DQ-A parece implicada en el desarrollo de múltiples lesiones valvulares o la regurgitación mitral en estos pacientes.(8)

La aparición de la corea de Sydenham también parece guardar relación con la teoría del mimetismo molecular, se ha descrito reacción cruzada entre los anticuerpos contra GlcNAc, gangliosidos y receptores de dopamina ubicados en el cerebro. (3)

Como se sabe las funciones de los ganglios basales es la inhibición de impulsos motores, en la FR al existir daño en esta área, esto puede explicar los movimientos inusuales que se observan en la Corea de Sydenham

Anatomía patológica:

Existe una inflamación proliferativa y exudativa que aparece en el tejido conectivo y colágeno, con tendencia a afectar a los tejidos cubiertos de endotelio. Se presenta la degeneración fibrinoide de la fibra colagena y aparece la formación de estructuras granulomatosas denominadas nódulos de Aschoff, que es la lesión básica de la enfermedad.

Cuando se produce un cuadro de pancarditis reumática, se describen los granulomas o cuerpos de Aschoff, que son lesiones patognomónicos de la FR.

Las lesiones cardiacas reumáticas pueden llegar a ser extensas, constituyendo verdaderas pancarditis, estas se clasifican en lesiones específicas y lesiones inespecíficas.

-Lesiones específicas: Se observa la presencia de nódulos de Aschoff en el miocardio, estas lesiones indican que la enfermedad se halla en fase activa. Los nódulos se localizan con frecuencia en el ventrículo izquierdo y en la porción alta del tabique interventricular.

-Lesiones inespecíficas: Se observan alteraciones de la aurícula izquierda, auriculitis, que no son más que engrosamientos focales del endocardio mural. Se puede hallar también pericarditis y lesiones valvulares, similares a verrugas, a nivel del endocardio se observa la valvulitis verrucosa, y puede encontrarse además miocarditis, y lesiones en el origen de la arteria aorta y pulmonar.

En la corea de Sydenham se afectan los ganglios basales, donde se ha visto infiltración celular y pérdida neuronal.(8)

Cuadro clínico:

Existen antecedentes de una faringoamigdalitis aguda, otitis, mastoidits, o un exantema por escarlatina en los días que preceden al comienzo de la enfermedad.

Las principales manifestaciones clínicas son: artritis, carditis corea de Sydenham, eritema marginado y nódulos subcutáneos; además de la presencia de artralgias, fiebre, aumento de los reactantes de fase aguda e intervalo PR alargado.

Carditis.

Se plantea que es la manifestación mas grave de la FR. La afectación cardiaca aparece en alrededor del 50% de los pacientes, hasta en el 70% si se utiliza la ecocardiografía, puede ser fatal en la fase aguda o dejar lesiones valvulares permanentes.

La FR puede afectar las tres capas del corazón, en cuyo caso provocaría una pancarditis, o lo puede afectar de forma aislada, a cada una de forma independiente. La carditis aparece unas 3 semanas después de la infección por el EGA, usualmente aparece junto con otros signos, como la artritis.

Las principales manifestaciones de la Carditis reumática, son la presencia de un soplo de insuficiencia mitral o aórtica o por disfunciones valvulares visibles sólo mediante ecocardiografia.
   a) Se puede escuchar un soplo apical.
   b) Soplo apical a mitad de la diástole, que se escucha en casos de insuficiencia mitral severa, es el soplo de Carey-Coombs, un soplo protodiastólicomitral, de baja frecuencia, que es un signo de la estenosis mitral relativa.
   c) En otros casos un soplo diastólico basal.

Se presenta endocarditis, siendo La capa más frecuentemente afectada el endocardio (valvulitis), aunque también se puede afectar el pericardio y en menor grado, el miocardio, que se manifiestan por la aparición de soplos, los cuales son expresión de insuficiencia mitral o de la válvula aortica. Las válvulas más frecuentemente afectadas son la mitral y la aórtica.

También se puede producir insuficiencia mitral, en la que se escucha un soplo sistólico grado III, sobre 6, con máxima intensidad en la punta, que se irradia a la axila y a la espalda, y con frecuencia es holosistolico. También puede haber estenosis mitral por lesión valvular, aquí se ausculta un soplo diastólico.

En otros casos se detecta insuficiencia aortica, donde se escucha un soplo diastólico- protodiastólico de timbre alto, que se escucha mejor en la región aortica, en el segundo espacio intercostal o en el foco de ERB, a la izquierda del esternón.

En otros casos se presentan signos de Pericarditis, que se expresa por el derrame o roce pericárdico, dolor precordial, signos electrocardiograficos de pericarditis, un supradesnivel del ST, de forma cóncava. Se indica ecocardiograma y Rayos X de tórax para el diagnostico.

Miocarditis: Es mas difícil de reconocer, se detecta disminución de los ruidos cardiacos, Taquicardia con ritmo de galope, aumento de volumen del area cardiaca, microvoltaje en el ECG, y trastornos de la repolarizacion. El ecocardiograma es de gran ayuda, a través del mismo se puede observar dilatación del ventriculo izquierdo, con alteraciones de la contractilidad.

Se observan casos con Cardiomegalia, y otros con signos de insuficiencia cardíaca congestiva (ICC), donde existe Taquicardia, ritmo de galope, disnea, tos, ortopnea. Etc. A veces se detectan arritmias, dada por bloqueos de rama y sus cambios electrocardiográficos.

Artritis.

El cuadro clínico mas característico de una FR es el de una poliartritis migratoria aguda que va de una articulación a otra. La artritis es poliarticular, migratoria, asimétrica y presenta predilección por los miembros inferiores y articulaciones grandes, afecta en orden de frecuencia: rodillas, tobillos, caderas, antes de manifestarse en miembros superiores. También puede afectar las articulaciones pequeñas como la de manos, pies y columna vertebral. La presencia de artralgia es espontanea y muy intensa, tiende a durar tres semanas, aliviándose con antiinflamatorios, y aumentando con la movilización y presión sobre las articulaciones. La tumefacción es visible en las grandes articulaciones como rodillas, codos, tobillos, y muñecas. Puede observarse la monoartritis aguda, en especial de cadera, esta lesión es mas benigna y en pocos casos se asocia a carditis. La artritis está presente en un 70% de los pacientes.
La artritis es característicamente migratoria y aditiva, inicialmente es una monoartritis que se hace poliarticular, Los síntomas en una articulación pueden desaparecer en unas horas para aparecer en otra articulación.(8)
La artropatía de Jaccoud (o artropatía crónica post FR); es una manifestación rara que se caracteriza por la deformidad de los dedos de la mano o el pie.(3)

Si la artritis no responde al tratamiento con salicilatos o antiinflamatorios no esteroideos, (AINES) después de 48 horas de tratamiento hace dudar acerca del diagnóstico de FR. (3)

Corea de Sydenham.

Se observa con preferencia en los niños, siendo una manifestación de la FR que aparece como manifestación única de la enfermedad, tiene un periodo de latencia de 1 a 6 meses, se expresa en el enfermo con movimientos musculares incoherentes, descoordinados y constantes (mal de san Vito) que cesan durante el sueño, acompañándose de hipotonía generalizada y labilidad emocional, que puede dejar preocupado a los padres y maestros de la escuela, por las alteraciones inexpicables de la personalidad del niño. Es un síndrome neurológico que frecuentemente no esta relacionado con otras manifestaciones del la FR, a menudo aparece sola, después que han remitido todas las pruebas de actividad reumática pura. La corea como dijimos se caracteriza por movimientos involuntarios rápidos y sin propósito alguno, se ve mas en las extremidades y en la cara. Se puede observar afectación de los miembros superiores e inferiores, que aletean, de forma descordinada y erráticos, en forma de sacudidas que en ocasiones pueden ser unilaterales (hemicorea), también se observan tics faciales, muecas y contorsiones. Puede haber problemas al hablar, al mostrarse interrupta, por la contracción de los músculos linguales de forma asincrónica, fasciculaciones de la lengua (signo de la lengua de gusanos). La enfermedad se acompaña de debilidad muscular, el reflejo rotuliano puede tener características de péndulo. El habla se puede ver afectada con disartria, habla explosiva, paradas bruscas y cambios de tono.

Se puede detectar el signo del ordeñador, que aparece al pedir que se aprieten los dedos del examinador se notan contracciones irregulares de los músculos de las manos o el de la cuchara, al pedir al paciente que se extiendan las manos anteriormente se hiperextienden los dedos.(8)

Eritema marginado.

Es un eritema multiforme, que consisten en lesiones circulares que pueden distribuirse por el tronco y las extremidades superiores, en formas de líneas rojas circunscritas, evanescentes, es un exantema macular, no pruriginoso con un borde eritematoso, que se exacerba con el calor. Las lesiones tienen diámetro de hasta 0,4 cm y son de forma anular.

Nódulos subcutáneos.

Nódulos subcutáneos de Meynet: Son nódulos pequeños, que se encuentran situados debajo de la piel, de consistencia duros, indoloros, no adheridos, y asintomáticos. Se localizan en la parte posterior del codo, eminencias oseas del dorso de la mano o del pie, los dedos de manos y pie, las muñecas, maléolos, rotulas, espina de la escapula y vertebras. Estos se observan con frecuencia en los casos de FR con gran participación cardiaca y sobre todo en las formas graves resistentes y de evolución prolongada. Se perciben con mayor facilidad al flexionar la articulación, además se observan en los tendones extensores de los dedos. Su tamaño puede ser de 1mm a 10mm y la piel se mueve libremente sobre ellos, son firmes, elásticos, no dolorosos, como dijimos, se distribuyen de forma simétrica, apareciendo muy rápido y tardan semanas o meses en desparecer.

Manifestaciones menores:

Se pueden presentar Fiebre con valores de 39 a 40 °C , que cede con el tratamiento por 2 a 3 semanas, puede persistir un estado de febrícula. La fiebre aparece durante la fase aguda de la enfermedad y su intensidad y duración pueden variar como señalamos, Se describe la asociación entre la severidad de la carditis y la intensidad de la fiebre.

Se refieren artralgias, dolor articular sin signos de inflamación, que se diferencian de las artritis, constituyendo un criterio menor.

El aumento de los reactantes de fase aguda de la enfermedad (velocidad de sedimentación globular o proteína C reactiva) está presente durante la fase aguda de la enfermedad y es un signo de la inflamación de los tejidos.(8)

El intervalo PR alargado es también un criterio menor, y no se correlaciona con la aparición de la afectación cardiaca crónica.(8)

También los pacientes pueden referir cansancio, que es un síntoma que alerta a los padres de los niños, palidez, expistaxis y sudoraciones, esta última es frecuente en los adultos, En algunos casos dolor abdominal, que puede confundirse con una apendicitis.(3,6)

Diagnostico:

De los exámenes complementarios que se realizan en pacientes con sospecha de FR, ninguno es específico para diagnosticar la enfermedad, aunque pueden orientarnos para hacerlo satisfactoriamente.

-Cultivo faríngeo: Se muestra positivo del 10 al 30 % de los casos, ya que la FR se manifiesta después de que ha desaparecido el estreptococo de la faringe

-Titulos de antiestreptolisina O: Se han identificado múltiples anticuerpos contra el estreptococo, pero los más comúnmente utilizados son los anticuerpos contra la estreptolisina (ASLOS), en sólo un 85% de los pacientes con FRA se presentan un aumento de los ASLOS. Su elevación indica que el paciente se puso en contacto con el paciente.

El uso de los anticuerpos contra la desoxirribonucleasa B (los anti-DNAasa B) permite evidenciar la infección previa por el EGA en aquellos pacientes en que el título de ASLOS no ha sido concluyente.(8)

Se plantea que por sí solos, ni los ASLOS ni los anti-DNAasa B son diagnósticos de FR Aguda.

-Hemograma: Se observa Leucocitosis, neutrofilia, polinucleosis y anemia moderada.

-Eritrosedimentacion: Esta acelerada por encima de 50mm, en la mayoría d e los pacientes.

-Proteina C reactiva: Normalmente no se encuentra en el suero, aparece de una manera muy constante en el FR.

- ECG en la fase aguda:

Se puede detectar, Taquicardia sinusal,

-Intervalo PR largo, mayor de 0,16 seg. que es un criterio menor.

Además intervalo QT largo, que son signos de valor pronóstico y en el seguimiento del paciente.

-También se detectan trastornos de la repolarizacion, como la del segmento ST, con onda T aplanada.

- Rayos X de tórax: Se puede ver un agrandamiento de la silueta cardiaca.

Criterios de Jones modificados para el diagnóstico de Fiebre reumática.	
Criterios mayores:	Criterios menores.
Carditis.	**Artralgias.**
Poliartritis.	**Fiebre.**
Corea de Sydenham.	**Aumentos de los reactantes de la fase aguda. (VSG o PCR)**
Eritema marginado.	**Intervalo PR alargado.**
Nódulos subcutáneos.	
-Evidencia de infección previa por EGA:	
Cultivo faríngeo positivo.	
Test faríngeo de detección rápida para EGA.	
Título de anticuerpos muy elevado (ASLOS, anti-DNAsaB)	
Título de anticuerpos en aumento.	

Se requieren la presencia de 2 criterios mayores, o 1 criterio mayor y 2 menores junto con la evidencia de una infección previa por estreptococo del grupo A (EGA).

La corea de Sydenham y la lesión cardiaca de enfermedad reumática no requieren de la evidencia de infección previa por EGA.

Por ultimo los episodios recurrentes de fiebre reumática aguda, requieren solamente de un criterio mayor o varios menores, junto con la evidencia del antecedente de una infección por EGA.(8)

Tratamiento:

La FR al ser uno de los factores causales de enfermedad cardíaca adquirida en el mundo, sigue siendo una causa mayor de morbilidad y mortalidad en países en vías de desarrollo, de ahí la importancia de su correcto tratamiento.(3)

Tratamiento profiláctico: La profilaxis es importante debido a las secuelas que produce la FR, por lo que se debe tratar adecuadamente las infecciones estreptococias que preceden la enfermedad.

La **prevención primaria** de la FR se basa en el tratamiento antibiótico de la faringitis sintomática causada por el estreptococo.
Esta indicado administrar antibióticos a los pacientes diagnosticados, con el objetivo de tratar la infección por estreptococo, siendo el antibiótico de elección la penicilina, también se puede indicar la penicilina via oral, la penicilina V o la amoxicilina.
Se administra Penicilina procainica, via IM 500 000 a 1 millon de unidades por 10 dias, si alergia a la penicilina, se indica Eritromicina; 500 mg cada 6 horas, por via oral, durante 10 días.
Además se realizara vigilancia epidemiológica en caso de brotes de Faringitis estreptocócicas.

En la **Prevención secundaria,** se plantea que después de diagnosticado el brote de FR, se debe administrar profilaxis antiestreptococica mantenida.

Se indica Penicilina benzatinica en dosis de 600 000 U, si el peso del paciente es menor de 27 KG, y si es mayor de 27 Kg se utilizaran 1 200 000 cada 28 dias, en inyección única por via IM, se indica por 5 años después del ultimo brote, si no hubo carditis o hasta los 20 años, si se presento carditis este tratamiento es de por vida.

También se puede indicar Penicilina V por via oral, 250mg cada 12 horas.

En casos de Alergia a la penicilina, se puede utilizar la Eritromicina 25 a 50mg/Kg/dia, o 250 mg cada 6 horas durante 10 dias, o Sulfadiacina, por via oral 0,5 -1 gramo al dia.

Los pacientes con enfermedad valvular reumática deben realizar el tratamiento durante toda la vida; cada caso debe ser individualizado, dado por el criterio clínico que tiene el medico de sus pacientes.

En los pacientes con carditis, el riesgo de endocarditis hace que la profilaxis sea más cuidadosa en los procederes sobre la boca y tracto respiratorio superior y el antibiótico de elección es la amoxicillina a razón de 3 g, hay que tener en cuenta que el estreptococo puede hacerse resistente al uso prolongado de penicilina oral, y entonces puede utilizarse eritromicina, a razón de 1 g, o clindamicina, 300 mg, una hora antes del proceder y la mitad de la dosis 6 h después.

Por ultimo en los procederes gastrointestinales y genitourinarios se utiliza ampicilina 2 g y gentamicina 80 mg por vía IM media hora antes, y amoxicillina 1,5 g por via oral, 6 h después; se debe repetir ampicillina y gentamicina 8 h, después de la primera dosis.

Si existe alergia a la penicilina se recomienda vancomicina 1 g y gentamicina 80 mg por vía i.m. una hora antes y a las 8 h.

Tratamiento de las manifestaciones de FR. (Forma poliarticular)

-Reposo de 2 a 3 semanas.

-Vigilancia por el examen físico y las pruebas diagnósticas del sistema cardiovascular.

-Penicilina procainica, via intramuscular, 1 millón de U/dia, por 10 días.

-Penicilina Benzatinica, via Intramuscular 1 200 000 U/ mes.

En pacientes con artritis confirmada, se indica Salicilatos como antiinflamtorios: Aspirina: 75 a 100 mg/Kg/dia, fraccionada cada 6 horas, durante 2 semanas y continuar a 60mg/Kg/dia por 4 a 6 semanas. Se debe dudar del diagnostico, si no hay respuesta favorable.

(Diagnostico de Carditis)

Se indica Reposo absoluto de 4 a 6 semanas, unido a dieta hiposodica, diureticos y digitalicos, si existe insuficiencia cardiaca. Además administrar Penicilina procainica, via IM, 1 millón de unidades/ 10 dias , mas Penicilina Benzatinica, via Intramuscular 1 200 000 U/ mes.

Se puede usar la Aspirina 80mg/Kg/dia, fraccionada cada 6 horas por 2 semanas y continuar con 60mg/Kg/dia , después de suspender los esteroides.

En pacientes con inminencia de insuficiencia cardiaca o cardiomegalia, se indica prednisona 1 a 2m/Kg/dia, máxima dosis 80 mg, por 2 a 3 semanas, luego disminuir la dosis hasta suspender. En casos graves indicar metilprednisolona IV, 10 a 40 mg al dia.

Se plantea que en los pacientes con enfermedad valvular reumática, el tratamiento debe ser de por vida.

(Diagnostico de Corea simple, sin carditis, ni artralgias.)

Se indica Reposo en cama y psíquico, mientras se mantengan las manifestaciones de la enfermedad, mas apoyo emocional al paciente y su familia, se puede administrar sedantes y evitar el estrés.

Se indica fenobarbital, 3 mg/kg/día en dos dosis, o diazepam, 0,2 a 0,3 mg/Kg/dosis en tres subdosis.
En otros casos se usa el Haloperidol a razón de 1-2 mg/kg/día en dos subdosis, o Valproato de sodio, 15 a 20 mg/Kg/dia, el tratamiento dura de 6 a 7 semanas.

Bibliografía:

1. Farreras- Rozman. Temas de Medicina Interna. Decimocuarta edición. Ediciones Harcourt. Año.2000
2. Mann D. et al. Braunwald's Heart Disease. Rheumatic Fever. 2015. 10th Edition, Vol 2, Chapter 83: 1834-1842.
3. Juan Ignacio Rivero Gairaud, Jose Carlos Uribe Castro. Fiebre Reumática. Revista medica de Costa rica y Centroamérica, LXXIII (618) 119-124, año 2016.
4. Carapetis JR. Rheumatic Heart Disease in Developing Countries. N Engl J Med 2007; 357:439-441.
5. Mann D. et al. Braunwald's Heart Disease. Rheumatic Fever. 2015. 10th Edition, Vol 2, Chapter 83: 1834-1842.
6. Longo D. et al. Harrison, Principios de Medicina Interna. Fiebre Reumática Aguda. 2012. Edicion 18, Vol 2, Capitulo 322: 2752-2757.
7. Marijon E., Ou P., Celermajer DS., et al. Prevalence of Rheumatic Heart Disease Detected by Ecochardiographic Screening. N Engl J Med 2007; 357:470-476
8. J. Antón López. Fiebre reumática y artritis reactiva post-estreptocócica. Unidad de Reumatología Pediátrica. Servicio de Pediatría. Hospital Sant Joan de Déu. Profesor Asociado. Universitat de Barcelona. Pediatr Integral 2013; XVII(1): 47-56

Titulo: Tumores cardiacos. Aspectos clínicos y breve revisión de la bibliografía.

Autor: Dr. Jorge Serra Colina.

Resumen.

Los tumores cardiacos constituyen un conjunto de neoplasias que afectan al corazón considerándose que son entidades infrecuentes en la practica medica diaria y pueden provocar manifestaciones clínicas cardíacas y extracardíacas. La sintomatología provocada por las masas cardiacas es variable e inespecífica, siendo la ecocardiografia la prueba diagnostica de elección para el diagnóstico de esta patología. Los mixomas son los tumores cardiacos primarios mas frecuentes, hallándose alteraciones genéticas relacionadas con formas familiares mixomatosas. En cuanto al tratamiento del tumor cardiaco variara según la sintomatología que cause en el paciente afectado, el origen histopatologico y su relación con otras estructuras circundantes, aunque el que mas se prefiere es la resección completa en la mayor parte de los casos.

Palabras claves: Tumores cardiacos; Manifestaciones clínicas; Ecocardiograma; Mixomas; Resección quirúrgica.

Introducción:

Los tumores cardiacos constituyen un conjunto de neoplasias que afectan al corazón, se consideran que son entidades infrecuentes en la practica medica diaria, no obstante, debido a las implicaciones derivadas de su localización, presentan una gran repercusión clínica, siendo fundamental el diagnostico y tratamiento precoz.

Los tumores cardiacos constituyen una enfermedad poco frecuente, que en los últimos años debido a la mayor facilidad diagnóstica que proporcionan las nuevas técnicas imagenologicas que existen, como es la ecocardiografía bidimensional, y los resultados de la cirugía, han permitido diagnosticar este tipo de enfermedad en un mayor numero de casos y además tratar un elevado número de pacientes con tumores cardíacos. Todo esto explica el creciente interés de su conocimiento por la parte clínica y terapéutica.

Una aportación de gran relevancia que sin duda revoluciono el estudio del corazón en todos sus ambitos, fue la llegada del ecocardiograma en 1968 de la mano de Shattenberg, facilitando asi la visualización de masas intracardiacas, el analisis e identificación con mayor precision del tipo de tumor según los rasgos de las imagenes, asi como otras anomalias que afecten al miocardio subyacente.(2)

Los tumores cardíacos malignos son entre 25 y 30 veces más frecuentes. De ellos, los metastásicos predominan ampliamente sobre los primitivos. (1)

Y los tumores secundarios metastasicos son unas 20 a 40 veces mas frecuentes que los primarios.(9)

Los tumores primarios más frecuentes son los benignos.

Entre los tumores primarios, cerca del 75% corresponde a histologia benigna y alrededor del 20%-25% restante a tumoraciones malignas. Los tumores primarios benignos más frecuentes en adultos son los mixomas, constituyendo más de la mitad de todos ellos.

Seria importante precisar aquí que el concepto de benignidad histológica no siempre se corresponde con el de benignidad clínica, puesto que un tumor histológicamente benigno puede ser extremadamente grave en razón de su localización.

Clasificación de tumores cardiacos según Castro y colaboradores.(10)

Clasificación de tumores cardiacos primarios.
Rabdomiomas (45-75%). Son los tumores cardíacos más frecuentes en la infancia. Generalmente son nódulos ventriculares múltiples, con más frecuencia intramurales.
Fibromas (6-25%). Se dan en neonatos y lactantes, siendo raros en niños mayores.
Mixomas (5-10%, más frecuentes a mayor edad). Suelen ser tumores únicos de aurícula izquierda (75%) o derecha (25%), generalmente pedunculados y frecuente mente calcificados.
Teratomas intrapericárdicos (2-10%). Masas únicas con múltiples quistes, unidas a la base del corazón, más frecuentemente a grandes vasos, donde pueden producir obstrucción.
Sarcomas: son los tumores primarios malignos más habituales. Proceden de es-tructuras musculares, fibrosas o vasculares. El más frecuente es el angiosarcoma.

Tumores cardíacos secundarios: Son más frecuentes que los primarios, habitualmente afectan a miocardio y pericardio, y suelen ser metastasis de neuroblastomas, linfomas o leucosis.

Cuadro clínico

Los tumores cardíacos pueden provocar manifestaciones clínicas cardíacas y extracardíacas. El paciente con cáncer puede presentar alteraciones cardíacas no metastásicas. (1)

-Manifestaciones cardíacas:

Los signos y síntomas cardiológicos provocados por los tumores cardíacos dependen mucho más de su localización que del tipo histológico del tumor. Se pueden localizar en el pericardio, el miocardio y el endocardio, incluido el valvular.

La localización pericárdica es la más frecuente para los tumores cardíacos de origen metastásico. Pueden provocar un derrame pericárdico, no necesariamente hemático, que llegue incluso al taponamiento cardíaco. Otras veces ocasionan una infiltración difusa del pericardio que determina un patrón de constricción pericárdica. Las formas constrictivas pueden coexistir con un derrame pericárdico. Provocan con frecuencia fibrilación y flúter auriculares.

El miocardio es la segunda localización más frecuente de los tumores cardíacos metastásicos. El tumor puede alterar la función sistólica del músculo cardíaco y ocasionar una dilatación ventricular, con disminución de la capacidad contráctil, en las llamadas formas dilatadas. Otras veces, la infiltración tumoral del miocardio dificulta su relajación y determina formas fundamentalmente restrictivas. A veces, el tumor crece hacia el interior de las cavidades y produce su obliteración (formas obliterativas) o bien causa obstrucciones valvulares o en el tracto de salida ventricular (formas obstructivas).

El miocardio puede también afectarse como consecuencia de la obstrucción tumoral del árbol coronario. Los grandes troncos coronarios pueden resultar comprimidos o infiltrados. La obstrucción coronaria puede ser consecuencia de un émbolo de origen tumoral. Los tumores cardíacos ocasionan con frecuencia arritmias graves, tanto de tipo hiperactivo como por afectación del sistema de conducción, al que pueden bloquear en cualquier punto de su trayecto. Así pues, los tumores cardíacos pueden originar insuficiencia cardíaca de todo tipo, isquemia miocárdica desde angina de pecho hasta infarto agudo de miocardio y prácticamente cualquier tipo de arritmia, llevando incluso a la muerte súbita.

La localización endocárdica y valvular es la más frecuente en los tumores primarios. El mixoma auricular, a veces pediculado y móvil, puede obstruir de forma crónica o intermitente el orificio mitral o tricúspide.

Otras veces, al crecer, oblitera la cavidad auricular izquierda en cuyo caso causa congestión pulmonar, o la derecha, ocasionando un síndrome análogo al de la obstrucción de la vena cava superior. Se detecta que con frecuencia la superficie endotelial del tumor se deslustra y provoca la formación de trombos sobre ella. Fragmentos de estos trombos o del propio tumor pueden desprenderse y provocar embolias.

-Manifestaciones extracardíacas:

Algunos tumores cardíacos provocan síntomas generales o forman parte de síndromes complejos. El mixoma auricular puede cursar con fiebre, pérdida de peso, artralgias, mialgias o sudación nocturna. Los tumores que afectan el endocardio pueden provocar embolias, sistémicas o pulmonares según sean izquierdos o derechos, por coágulos o fragmentos tumorales.

Los tumores malignos primitivos pueden metastatizar u originar cualquier tipo de síndrome paraneoplásico.

Complicaciones cardíacas del cáncer.

El paciente con cáncer, además de sufrir metástasis en el corazón, puede presentar complicaciones cardíacas por otros mecanismos. Así, la coagulopatía puede provocar infartos de miocardio, y la mitad de los casos de la denominada endocarditis trombótica no bacteriana se dan en pacientes con cáncer. Otras veces, el corazón sufre los efectos tóxicos de la terapia del cáncer. La radioterapia mediastínica puede causar insuficiencia cardíaca incluso años después de su término. La quimioterapia con antraciclina o desoxirubicina puede provocar lesión miocárdica grave. Las terapéuticas combinadas o con dosis elevadas son especialmente peligrosas.

Diagnóstico:

Primeramente se debe indicar un Rayos X de tórax, el cual puede resultar negativo o puede observarse alguna alteración o crecimiento de la silueta cardíaca, debido a tumores como fibromas o rabdomiomas; se puede observar derrame pericárdico por angiosarcoma, tumores malignos o tumores metastásicos, signosde hipertensión venosa pulmonar a causa de mixomas de la aurícula izquierda o tumores intracavitarios izquierdos, signos de calcificación en pacientes con diagnsotico de mixoma o fibroma, y datos de embolismo pulmonar causado por mixoma de la aurícula derecha.(8,9)

Para el estudio de las masas cardiacas, la ecocardiografia es la prueba diagnostica gold standar, seguida de la tomografía axial computarizada y la resonancia magnética.
En el ecocardiograma el mixoma aparece con bordes irregulares pero bien definidos y aspecto globuloso y heterogeneo; en el eco-Doppler se puede observar el espectro de flujo de obstruccion que ocasiona. La eco-transesofagica se indica para observar mejor su morfologia, extension y excluir la presencia de una masa adicional, ademas de ser utilizada intraoperatoriamente tras la resección para confirmar la ausencia de fragmentos residuales.

En la tomografía axial (TAC) alrededor de dos tercios de los mixomas son ovoides con forma lobular, y el resto se observa con apariencia vellosa. En la TAC con contraste se aprecia el correspondiente defecto de repleción y sin contraste aparecen hipodensos y a veces pueden presentar calcificaciones.(2)

En la Resonancia Magnetica (RM), los mixomas se observan como masas esfericas u ovoidales con una intensidad de señal heterogenea e intermedia (isointensa con el miocardio) en T1, mientras que en las potenciadas en T2 suelen ser hiperintensas). Si existen zonas calcificadas se presentan como zonas de baja de intensidad tanto en T1 como en T2. (2)

Tipos de tumores cardíacos:

Los tumores cardíacos pueden ser benignos y malignos, los cuales, a su vez, se diferencian en primitivos o metastásicos.

Existe una ultima actualización por parte de la organización mundial salud (OMS), en 2015 en la que se mantiene la división entre benignos, malignos y de origen incierto y secciones aparte para los tumores pericardicos y de células germinales, haciendo hincapie en los hallazgos geneticos de los mixomas. (2,5)

Entre los tumores primarios, cerca del 75% corresponde a histologia benigna y alrededor del 20%-25% restante a tumoraciones malignas. (2)

Los tumores primarios benignos más frecuentes en adultos son los mixomas, constituyendo más de la mitad de todos ellos. (2)

Como se conoce los tumores secundarios son mas frecuentes, y superan a los tumores primarios con gran diferencia, pues son entre 20-40 veces mas frecuentes que estos, hallándose una incidencia de entre el 1,7 y el 14% en la población. La principal procedencia de estas metastasis es el carcinoma de pulmón, seguido del carcinoma de esófago, linfoma y cáncer de mama. (2,6)

Tumores benignos: El 75% de los tumores cardíacos primitivos son benignos desde el punto de vista histológico. Entre ellos, el mixoma es responsable de más de la mitad de los casos. (2)

El mixoma es el tumor cardiaco benigno más frecuente en adultos, constituyendo más del 50% de todos ellos. Son tres veces mas frecuentes en mujeres, y se suelen diagnosticar entre la tercera y sexta décadas de vida, rara vez diagnosticados en niños. (2,3)

Su localización habitual es la auricula izquierda (60- 80%), después le sigue la auricula derecha (15-28%), ventrículo derecho (8%), y ventriculo izquierdo (3-

4%). La mayor parte de los mixomas son masas unicas, intracavitarias, moviles, pediculadas y de unos 5 – 6 cm.(2)

Macroscópicamente tienen forma ovoide o polipoide, de superficie lisa, consistencia blanda y de color blanco-grisaceo. Su célula de origen no ha sido identificada. A pesar de ello, se cree que procede de células mesenquimales multipotenciales del subendocardio.(2,6)

Como señalamos el Mixoma es un tumor probablemente originado en las células del endotelio, tiene forma polipoide, se halla unido al endocardio mediante un tallo y posee un aspecto macroscópico que recuerda al de un trombo organizado, incluso con calcificaciones. La superficie que da a la cavidad está rodeada por células endoteliales con frecuencia recubiertas de material trombótico.

A pesar de que el 90% de los mixomas se dan de forma esporádica, el 10% están asociados a formas familiares con herencia autosomica dominante.(6)

En el 95% de los casos se localiza en las aurículas, siendo 4 veces más frecuente en la izquierda que en la derecha.(1,2)

Predomina en las mujeres. Puede obstruir la válvula mitral o tricúspide y simular una estenosis valvular de origen reumático. La variabilidad de los síntomas y signos, a menudo en relación con cambios posturales, debe hacer pensar en el mixoma. La obstrucción aguda puede provocar síncope. Con frecuencia origina embolias. El mixoma de la aurícula derecha puede simular una obstrucción de la vena cava superior. Se asocia a la sintomatología extracardíaca ya señalada.

En el 7% de los casos, el mixoma es familiar, transmitido por un gen autosómico dominante. En estos casos se inscribe dentro de un síndrome general que incluye, además, la presencia de nevos, especialmente nevos azules, lentiginosis, efélides y neurofibromas

Ejemplo de ello es el llamado complejo de Carney, trastorno autosomico dominante ligado al cromosoma X que muestra penetrancia completa, pero con variable expresión fenotipica. Caracterizado por presentar mixomas cardiacos recurrentes, mixomas mucocutaneos, lesiones pigmentadas en la piel, schwannomas, y neoplasias endocrinas hiperactivas: adenomas
ductales de mama o hipofisarios.(2)

Los acronimos NAME (nevus, mixomas auriculares, fibromas mixoides y efelides), y LAMB (lentiginosis, mixomas auriculares, mixomas mucocutaneos y nevus azul) se utilizan para describir subformas del complejo de Carney con

distintas combinaciones patologicas. La causa de estos síndromes reside en una mutación
heterogénea del gen supresor de tumores PRKAR1A y en otro estudio realizado por Pooja Singhal en 2014 se ha encontrado una mutación , la Arg674Gln en otro gen, el MYH8.(2,7)

Tratamiento:

La mayoría de los tumores benignos, deben ser resecados de forma amplia, respondiendo satisfactoriamente y con minimas tasas de recidiva. Estas recidivas suelen surgir en un 3% de mixomas esporadicos y en un 20% de mixomas familiares. Estas cifras son respaldadas por los resultados de Habertheuer (2015) con un 2,9% de recidiva en mixomas aislados, y Wang (2016) con un 5%. (2,3,4)

Dependiendo del centro y de la decisión multidisciplinar, el uso de quimio-radioterapia en tumores primarios malignos es controvertido, existen posiciones tanto a favor, por el aumento de supervivencia demostrado (Habertheuer, 2015) como en contra (Llombart-Cussac, 1998) pues en su estudio no se logra modificar la historia natural de los sarcomas resecados.(2,3)

El tratamiento de elección una vez identificada la masa cardiaca es la resección quirurgica. Se aboga por una resección completa en los tumores primarios malignos siempre que sea posible; el uso de quimioterapia post-cirugia es un tema en controversia. Por lo que es necesario realizar más estudios para demostrar su verdadera importancia en esta patologia.(2)

Conclusiones:

Los tumores cardiacos son una entidad con una baja incidencia en relación con las demás enfermedades que afectan al corazón, como la hipertensión arterial, la cardiopatía isquémica, la cardiopatías valvulares, la endocarditis, la pericarditis, entre otras, también es una entidad que afecta al tejido cardiaco, de ahí la importancia de que se conozca sus manifestaciones clínicas por el medico de atención primaria.

Los mixomas constituyen el tumor primario cardiaco mas frecuente, su diagnostico hace necesaria la resección quirúrgica total. Se desconoce la célula inicial de la que procede, pero se han descubierto recientemente nuevas mutaciones y proteínas implicadas en su génesis, abriendo nuevas líneas de investigación.(2)

Este tumor se puede presentar con manifestaciones cardiacas y manifestaciones extracardiacas, además de las complicaciones cardiacas del tumor, siendo el mixoma auricular el tumor mas frecuente, que en el 95 % de los casos se localiza en las aurículas. Los tumores cardíacos pueden ser benignos y malignos. Para finalizar es importante saber el cuadro clínico de estos tipos de tumores para su diagnóstico precoz y asi evitar sus complicaciones. (1,2)

Bibliografía:

1. Farreras-Rozman. Temas de medicina interna. Ediciones hartcourt. Edición 14 . Año: 2000
2. Montoya Morcillo María del Carmen y Gallego Page Juan Carlos. Tumores Cardiacos (Actualización en cardiología). Sociedad Castellana de Cardiología. Nro.3. 2018. http://www.castellanacardio.es/
3. Habertheuer A, Laufer G, Wiedemann D, Andreas M, Ehrlich M, Rath C, Kocher A .Primary cardiac tumors on the verge of oblivion: a European experience over 15 years. J Cardiothorac Surg 10. 2015
4. Wang Z, Chen S, Zhu M, Zhang W, Zhang H, Li H, Yuan G, Zou C. Risk prediction for emboli and recurrence of primary cardiac myxomas after resection. J Cardiothorac Surg 11.2016
5. Burke A, Tavora F .The 2015 WHO Classification of Tumors of the Heart and Pericardium. J Thorac Oncol.2016, 11:441–452.
6. Kassop D, Donovan MS, Cheezum MK, Nguyen BT, Gambill NB, Blankstein R, Villines TC. Cardiac Masses on Cardiac CT: A Review. Curr Cardiovasc Imaging Rep 7.2014
7. Singhal P, Luk A, Rao V, Butany J .Molecular Basis of Cardiac Myxomas. Int J Mol Sci. 2014. 15:1315–1337.
8. Rottier Salguero Rita, Vega Ulate Gustavo Adolfo, Tumor primario del corazón mas común: Mixoma cardiaco. Revista medica de costa rica y Centroamérica, LXIX (604) 481-487, 2012.
9. Abad C. Tumores cardíacos (I). Generalidades. Tumores primitivos benignos Servicio de Cirugía Cardiovascular. Hospital Universitario Nuestra Señora del Pino. Las Palmas de Gran Canaria. Revista Española de Cardiologia 1998; 51: 10-20.
10. Castro Francisco José, Fuensanta Escudero. Tumores cardiacos. Protocolos Diagnósticos y Terapéuticos en Cardiología Pediátrica Capítulo 22, Hospital Virgen de la Arrixaca. Murcia. 2005

Titulo: Estenosis mitral.

Autor: Jorge Serra Colina.

Introducción:

La estenosis mitral (EM), es el estrechamiento de la vía de entrada del ventrículo izquierdo, por una lesión que obstruye el orificio de la válvula mitral.

La estenosis mitral pura o predominante ocurre en casi el 40% de los pacientes con cardiopatía reumática y con antecedente de fiebre reumática. Al disminuir la incidencia de fiebre reumática aguda, en particular en climas templados, y en países desarrollados, la incidencia de estenosis mitral ha disminuido en forma considerable en los últimos decenios. No obstante, permanece como un problema importante de salud en países pobres.(2)

En la valvulopatia mitral, que agrupa a la insuficiencia mitral y a la estenosis mitral, según estudios, su incidencia ha aumentado en los últimos años, debido al envejecimiento de la población. (4)

La etiología en la mayoría de los casos de estenosis mitral es la fiebre reumatica, no obstante, el antecedente clínico de enfermedad reumática falta en la mitad de ellos. En cuanto a su frecuencia se plantea que dos tercios de los pacientes con estenosis mitral son mujeres.

En la estenosis mitral reumática las valvas aparecen difusamente engrosadas y rígidas por un proceso de fibrosis y, con frecuencia, por depósitos de calcio, aquí las comisuras se fusionan, lo mismo que las cuerdas tendinosas, que además están retraídas. El conjunto de estos cambios determina un estrechamiento del área orificial, se produce un estrechamiento del vértice valvular en forma de embudo.

Aunque la lesión inicial que causa la EM es reumática, los cambios posteriores se deben a un proceso inespecífico a consecuencia del traumatismo al que está sometida la válvula al alterarse el flujo sanguíneo por la deformidad inicial. La calcificación de la válvula mitral estenótica inmoviliza las valvas y estrecha el orificio aún más. La formación de trombos y la embolia arterial pueden originarse de la calcificación valvular en sí misma, pero en pacientes con fibrilación auricular los trombos se originan con mayor frecuencia en la aurícula izquierda dilatada, en particular en la orejuela auricular izquierda.

Otras causas menos comunes de obstrucción de la salida de la aurícula izquierda incluyen estenosis valvular mitral congénita, corazón triauricular, calcificación del anillo mitral con extensión a las valvas, lupus eritematoso generalizado, artritis reumatoide, mixoma de la aurícula izquierda y endocarditis infecciosa con vegetaciones grandes.

La estenosis mitral congénita es una enfermedad rara, esta ocurre en menos del 1% de las cardiopatías congénitas, siendo su diagnóstico y tratamiento son un reto para el clínico y el cirujano, y suele asociarse a cardiopatías complejas, en estos casos la válvula semeja un paracaídas, debido a que las cuerdas tendinosas se insertan en un músculo papilar único. Su diagnóstico es difícil por estar asociada frecuentemente a otras lesiones congénitas.(coartación de la aorta, PCA, CIA).

Se describe en la literatura el síndrome de Lutembacher, que aprece de forma rara, donde existe la presencia en un mismo caso de comunicación interauricular (CIA) y estenosis mitral adquirida. Aquí las manifestaciones clínicas del paciente afectado dependerán del tamaño de la CIA, la gravedad de la estenosis mitral y de la distensibilidad del ventrículo derecho. (5)

Fisiopatología:

En los adultos normales, el orificio de la válvula mitral tiene un area de 4 a 6 cm^2. Cuando existe una obstrucción importante, es decir, cuando el orificio mide menos de 2 cm^2, el flujo sanguíneo sólo puede pasar de la aurícula al ventrículo izquierdo si es impulsado por un gradiente de presión auriculo-ventricular anormalmente elevado, lo que constituye el dato hemodinámico esencial para el diagnóstico de la estenosis mitral.

Cuando el área del orificio valvular mitral está reducido a <1 cm^2, lo que se denomina EM grave, se necesita una presión en la aurícula izquierda de aproximadamente 25 mmHg para mantener el gasto cardiaco normal.

Otros autores son mas específicos y refieren que el área valvular mitral del adulto es de aproximadamente unos 5 cm cuadrados, apareciendo una estenosis mitral grave cuando el orificio mitral presenta un área 1 cm^2, en estos casos el mantenimiento del gasto cardiaco no es posible si la presión de la aurícula izquierda no alcanza los 20-25 mm Hg.

Como consecuencia de esta elevación, la presión capilar y la presión arterial pulmonar ascenderán también, con lo que aparecerá disnea.(1)

El gasto cardíaco varía considerablemente de un enfermo a otro con estenosis mitral. Por lo que se observan pacientes que mantienen el gasto a expensas de elevar el gradiente de presión transmitral, mientras que otros muestran un gasto reducido con un gradiente transvalvular escaso.

El incremento de la presión venosa pulmonar y de la presión de enclavamiento de la arteria pulmonar reduce la elasticidad pulmonar y produce disnea de esfuerzo. Los episodios iniciales de disnea suelen desencadenarse por situaciones clínicas que aumentan el flujo a través del orificio mitral y elevan aún más la presión en la aurícula izquierda.

Para valorar la gravedad de la obstrucción es esencial medir el gradiente de presión transvalvular y la velocidad del flujo. Esta última no sólo depende del gasto cardiaco, sino también de la frecuencia cardiaca. Por lo que un incremento de la frecuencia cardiaca acorta la duración de la diástole, en proporción, más que la de la sístole y disminuye el tiempo disponible para el flujo a través de la válvula mitral. (2)

Se plantea que para un determinado nivel de gasto cardiaco, la taquicardia aumenta el gradiente transvalvular y eleva más la presión en la aurícula izquierda.

La presión arterial pulmonar puede elevarse de forma pasiva, como consecuencia del aumento de la presión venosa (hipertensión poscapilar), o activa, al aumentar las resistencias arteriolares pulmonares (hipertensión precapilar).

En general, cuando la presión sistólica pulmonar rebasa los 60 mm Hg, las presiones de llenado del ventrículo derecho y, por consiguiente, de la aurícula derecha se elevan. Como consecuencia de la dilatación de las cavidades derechas puede aparecer insuficiencia tricúspide.

Como podemos ver en la Estenosis Mitral las manifestaciones clínicas y hemodinámicas dependen en gran medida del nivel de la presión arterial pulmonar. En esta enfermedad la hipertensión pulmonar es consecuencia de: 1) transmisión retrógrada pasiva de la elevada presión en la aurícula izquierda; 2) constricción arteriolar pulmonar, posiblemente desencadenada por hipertensión en la aurícula izquierda e hipertensión pulmonar venosa (hipertensión pulmonar reactiva); 3) edema intersticial de las paredes de los pequeños vasos pulmonares, y 4) presencia de cambios obliterativos orgánicos en el lecho vascular pulmonar. La hipertensión pulmonar grave causa insuficiencia tricuspídea como señalamos anteriormente y pulmonar, así como insuficiencia cardiaca derecha. (2)

Aunque la hipertensión arterial pulmonar es una complicación de la estenosis mitral grave y de larga evolución, ejerce un efecto protector sobre la congestión pulmonar, si bien a expensas de una reducción del gasto cardíaco.(1)

Cuadro clínico:

La mayoría de los pacientes comienzan a presentar manifestaciones clínicas y los síntomas de incapacidad a causa de la enfermedad a partir de los 40 años de edad, siendo el periodo que separa el episodio inicial de carditis reumática y la aparición de los síntomas de estenosis mitral, de alrededor de 20 años.

Al llegar a este estadio de la enfermedad mitral se produce un deterioro relativamente rápido del paciente que lleva a la muerte de 2 a 5 años, a no ser que se que se practique una cirugía de la válvula, y se cambie la historia natural de la enfermedad.

Si el grado del estrechamiento valvular es ligero pueden aparecer todos los signos de una estenosis mitral bien constituida, pero en ausencia de síntomas. A pesar de lo anterior, es posible que se produzca una elevación transitoria de la presión auricular izquierda capaz de desencadenar crisis de disnea y tos , que pueden tener su origen en cambios súbitos en la frecuencia cardiaca, estado de volumen circulante o gasto cardiaco, así como por ejercicio intenso, excitación, fiebre, anemia grave, taquicardias, relaciones sexuales, embarazo y tirotoxicosis.

A medida que la estenosis progresa, la disnea aparece con esfuerzos progresivamente menores hasta que el paciente se halla incapacitado para las actividades diarias, no tolera el decúbito y aparece ortopnea y disnea paroxística nocturna.

El desarrollo de un edema agudo de pulmón suele ser secundario a un esfuerzo físico o a la aparición de una arritmia, en general una fibrilación auricular.

Se observa hemoptisis en el paciente, la que obedece a la rotura de las conexiones venosas entre el sistema pulmonar y bronquial, secundarias a hipertensión pulmonar venosa. Es más frecuente en los pacientes con incremento de la presión auricular izquierda sin elevación marcada de la resistencia vascular pulmonar, y casi nunca es letal.

La hemoptisis debe distinguirse del esputo rosado del edema agudo de pulmón o del infarto pulmonar.

Una causa importante de morbilidad y mortalidad tardías en el curso de la estenosis mitral son las embolias pulmonares recurrentes , a veces con infarto. Las infecciones pulmonares, es decir, bronquitis, bronconeumonía y neumonía lobular, suelen complicar la estenosis mitral no tratada, en especial durante los meses de invierno.

De forma excepcional e infrecuente se constituyen grandes trombos pedunculados que, como el mixoma, pueden ocluir transitoriamente el orificio mitral y acompañarse de sus mismas manifestaciones clínicas: auscultación cambiante, síncope o angina. (1,6)

En la literatura se describe el caso de un paciente de 56 años de edad, sin factores de riesgo cardiovascular ni antecedentes patológicos, con un mixoma auricular izquierdo de 4,6 × 4,5 cm, diagnosticado por ecocardiografía, que prolapsaba hacia la válvula mitral en diástole provocando obstrucción intermitente de la misma y estenosis mitral severa. (6)

Algunos pacientes con estenosis mitral (menos del 16%) presentan dolor torácico, cuyo origen es difícil de determinar; el cual se ha atribuido a hipertensión pulmonar o a isquemia secundaria a embolia o afección coronaria por aterosclerosis. La endocarditis infecciosa es rara en la estenosis mitral pura. (1,2)

Examen físico:

Inspección: En pacientes con estenosis mitral grave, se puede observar rubor en las mejillas, con la cara congestionada y cianótica. Si ocurre fallo del corazón derecho y gasto cardíaco bajo existe palidez cutánea, así como frialdad y cianosis. El pulso yugular es prominente si aparece hipertensión arterial pulmonar grave.

Palpación: El pulso arterial periférico esta disminuido y, en caso de fibrilación auricular, irregular, mientras que la presión arterial sistólica y diferencial está disminuida.

Cuando hay crecimiento ventricular derecho se percibe un latido enérgico junto al borde esternal izquierdo, en su porción inferior, se palpa un choque de punta del ventrículo derecho. En algunos casos se palpa en la punta un frémito diastólico, cuando el paciente está en decúbito lateral izquierdo.

Auscultación: En la EM se escucha un primer ruido fuerte, un chasquido de apertura después del segundo ruido y un soplo diastólico. La intensidad aumentada del primer ruido se debe a que la válvula se cierra con gran rapidez, desde una posición relativamente abierta.

El chasquido de apertura es un ruido breve y seco que se produce en 0,06-0,12 segundos después del componente aórtico del segundo ruido y se ausculta en el ápex, aunque puede propagarse a lo largo del borde esternal izquierdo hasta la base. (1)

En la EM el chasquido de abertura de la válvula mitral se ausculta mejor durante la espiración o justo por dentro del vértice cardiaco. (1,2)

La distancia entre el segundo ruido y el chasquido de apertura mitral constituye un buen índice del grado de la estenosis, ya que se reduce cuando al iniciarse la relajación ventricular la presión del ventrículo izquierdo desciende por debajo de la presión auricular.

El soplo diastólico de la estenosis mitral, que por su tonalidad se denomina también arrastre o retumbo, se detecta mejor con el estetoscopio y con el enfermo en decúbito lateral izquierdo, y su foco de máxima auscultación corresponde a la punta, aumenta con el ejercicio, y se irradia preferentemente a la axila.

El intervalo entre el cierre de la válvula aortica y la apertura de la válvula mitral tiene una relación inversamente proporcional con la gravedad de la estenosis mitral. El chasquido de apertura de la válvula mitral se continúa con un soplo de tono alto, con retumbo diastólico, que se ausculta mejor en el vértice del corazón con el paciente en decúbito lateral izquierdo. Se puede decir que la duración del soplo se correlaciona con la gravedad de la estenosis en pacientes con conservación del gasto cardiaco. En pacientes con ritmo sinusal, el soplo a menudo reaparece o se torna más intenso durante la sístole auricular (acentuación presistólica). (2)

El fallo ventricular derecho en personas con estenosis mitral se manifiesta por la presencia de ingurgitación yugular, hepatomegalia y edemas. La insuficiencia tricúspide secundaria a hipertensión arterial pulmonar y dilatación del ventrículo derecho determina la aparición de un soplo sistólico suave sobre el apéndice xifoides y el borde esternal izquierdo. (1,2)

Lesiones asociadas:

Con hipertensión pulmonar grave, puede auscultarse un soplo pansistólico producido por insuficiencia tricuspídea funcional a lo largo del borde izquierdo del esternón. Este soplo suele ser más intenso durante la inspiración y disminuye durante la espiración forzada, que constituye el signo de Carvallo.

El soplo de Graham Steell consiste en un soplo que se ausculta sobre el borde izquierdo del esternón, en forma de un soplo de insuficiencia pulmonar de tono alto, diastólico y con reducción gradual de tipo soplante que es consecuencia de la dilatación del anillo de la válvula pulmonar y ocurre en pacientes con valvulopatía mitral e hipertensión pulmonar grave. Este se parece al soplo de la insuficiencia aórtica, del que se distingue por acompañarse de signos de hipertensión pulmonar y aumentar con la inspiración. (1,2)

Exámenes de Rayos X:

En la Estenosis mitral el dato observado más característico es el crecimiento de la aurícula izquierda, que se manifiesta en la proyección de frente por la aparición de un doble contorno en el arco inferior derecho y de un tercer arco entre el borde del ventrículo izquierdo y el de la arteria pulmonar izquierda. (1)

La radiografía muestra la recalcificación del borde cardíaco izquierdo debido a la dilatación de la orejuela auricular izquierda. La arteria pulmonar principal, o el tronco, será prominente y, si la hipertensión pulmonar es importante, el diámetro de la arteria pulmonar descendente derecha será mayor o igual a 16 cm.

Los cambios más precoces consisten en el enderezamiento del borde izquierdo de la silueta cardiaca, prominencia de las arterias pulmonares principales, dilatación de las venas pulmonares del lóbulo superior y desplazamiento del esófago hacia atrás por el aumento de tamaño de la aurícula izquierda. (2)

Los campos pulmonares pueden presentar todas las alteraciones propias de la congestión pulmonar, desde las imágenes de redistribución del flujo con dilatación de las venas apicales hasta las de edema intersticial, se observa un halo perivascular y líneas B de Kerley y alveolar. (1,2)

Debe buscarse siempre la calcificación de la válvula, muy frecuente en la estenosis mitral de larga evolución.(1)

Electrocardiograma:

En la estenosis mitral con ritmo sinusal, en el ECG, la onda P suele sugerir agrandamiento de la aurícula izquierda.

El ECG muestra signos de sobrecarga auricular izquierda en V_1 en una gran zona de negatividad terminal de P (1 cuadrado pequeño en la zona). Pueden existir ondas P ampliamente melladas en todas las derivaciones; esto se llamaba antiguamente P mitral. En ausencia de fibrilación auricular se observan signos de crecimiento auricular izquierdo: la onda P se ensancha (alrededor de 0,12 seg) y se hace bimodal. (1,2)

El complejo QRS a menudo resulta normal, sin embargo, cuando existe hipertensión pulmonar grave, se suele encontrar desviación del eje a la derecha e hipertrofia del ventrículo derecho.

Si hay fibrilación auricular, las ondas de fibrilación (f) en V_1 generalmente serán grandes, como signo de sobrecarga auricular. Sin embargo, si la afectación auricular es grande, las ondas f pueden ser pequeñas.

Cuando existe hipertensión pulmonar grave o la estenosis tricuspídea complica la estenosis mitral y se detecta agrandamiento de la aurícula derecha, la onda P puede ser alta y picuda en la derivación II y positiva en V1. (2)

La presencia de criterios de crecimiento ventricular derecho indica que existe hipertensión pulmonar con aumento de las resistencias del circuito menor. La existencia de crecimiento ventricular izquierdo implica siempre una enfermedad asociada, insuficiencia mitral, valvulopatía aórtica o hipertensión arterial. (1)

Ecocardiografia:

Este examen es el método incruento más sensible y específico de diagnóstico de la estenosis mitral. La ecocardiografía bidimensional transtorácica con imágenes de flujo Doppler en color y la ecocardiografía Doppler proporcionan información muy importante, como el cálculo del gradiente transvalvular y del tamaño del orificio mitral, la presencia y gravedad de la insuficiencia acompañante, grosor y grado de restricción de las valvas, distorsión del aparato subvalvular e idoneidad anatómica para proceder a una valvulotomía mitral con globo. (2)

Además la ecocardiografía permite valorar el tamaño de las cavidades cardiacas, calcular la función del ventrículo izquierdo, calcular la presión de la arteria pulmonar y buscar la presencia y valorar la gravedad de otras lesiones valvulares.

La ecocardiografía indica la cantidad de calcificación valvular, la conveniencia de la valvulotomía en el paciente y el tamaño de la aurícula izquierda, indicando de este modo si el paciente se va a beneficiar de la cardioversión. También descubrirá la regurgitación mitral asociada. La ecocardiografía bidimensional puede mostrar la superficie exacta del orificio mitral.

Entre los hallazgos que se observan, tenemos que la aurícula izquierda suele estar agrandada, y en la diástole, las dos hojas, anterior y posterior, de la mitral no se separan adecuadamente, dirigiéndose ambas hacia delante. Además, la pendiente EF está reducida, ya que la hoja anterior no se desplaza hacia atrás en la mesodiástole. (1)

El engrosamiento y la calcificación de la válvula se traducen por la presencia de múltiples ecos en la hoja anterior o por un aumento difuso de todos los ecos de la mitral. (1)

Por ultimo la determinación del grado de apertura de la válvula es más exacta con el examen bidimensional, que permite además la detección de trombos en el interior de la aurícula izquierda, y la ecocardiografia Doppler permite estimar la gravedad de la estenosis.

Cateterismo cardiaco:

El cateterismo de las cavidades derechas e izquierdas del corazón puede ser de utilidad cuando existe discrepancia entre los datos clínicos y los de la ecocardiografía bidimensional transtorácica que no pueden resolverse con la ecocardiografía transesofágica o con resonancia magnética cardiaca. (2)

Ahora el cateterismo cardiaco también permite la determinación de las presiones y el gasto cardiaco o la evaluación de la función ventricular y la insuficiencia valvular mediante ventriculografía o aortografía debe restringirse a situaciones en que las pruebas no invasivas no sean concluyentes o sean discordantes con los hallazgos clínicos. Cuando el único criterio para la indicación de cirugía sea la presión pulmonar elevada, se recomienda confirmar los datos de la ecocardiografía mediante la determinación invasiva.

El cateterismo cardiaco permite el diagnóstico de la entidad, al poner de manifiesto la presencia de un gradiente diastólico de presión entre la aurícula y el ventrículo izquierdos. La medida del gradiente y del gasto cardíaco permite el cálculo del área valvular mitral. La práctica de una angiografía en el ventrículo izquierdo permite descartar la existencia de una regurgitación mitral asociada.

El estudio hemodinámico permite, además, el estudio de otras lesiones valvulares, de la función ventricular y del árbol coronario, factores importantes en la valoración del riesgo quirúrgico. (1)

Según la guía de la sociedad europea de cardiología del año 2017 sobre el tratamiento de las valvulopatias (7), el cateterismo en las vavulopatias, se usa para la determinación de las presiones y el gasto cardiaco o la evaluación de la función ventricular y la insuficiencia valvular mediante ventriculografía o aortografía, y debe restringirse a situaciones en que las pruebas no invasivas no sean concluyentes o sean discordantes con los hallazgos clínicos. Cuando el único criterio para la indicación de cirugía sea la presión pulmonar elevada, se recomienda confirmar los datos de la ecocardiografía mediante la determinación invasiva. (7)

Coronariografia:

La coronariografía está indicada para evaluar la Enfermedad arterial coronaria (EAC) cuando se planifica un procedimiento quirúrgico o intervencionista con el objetivo de determinar si está indicada la revascularización coronaria concomitante. Opcionalmente, la Tomografia Computarizada coronaria puede emplearse para descartar una EAC en pacientes con bajo riesgo de esta entidad. (4)

Diagnostico diferencial:

Insuficiencia mitral grave: Se puede acompañar de un soplo diastólico, aunque el inicio de éste es más tardío, y la disminución de la intensidad del primer ruido haría pensar en una estenosis mitral, pero se descarta por que el soplo sistólico y el tercer ruido han de poner sobre aviso acerca de su origen es una insuficiencia mitral; además, en este caso la exploración física, la radiología y el ECG pondrán en evidencia una dilatación del ventrículo izquierdo.

Insuficiencia aórtica: En esta valvulopatia la aparición de un soplo mesodiastólico apical (soplo de Austin Flint) puede confundirse con el retumbo diastólico de la estenosis mitral; sin embargo, la ausencia de chasquido de apertura y de refuerzo presistólico del soplo (si el ritmo es sinusal) no apoyan la posibilidad de una estenosis mitral asociada.

Hipertensión arterial pulmonar primitiva: Algunas manifestaciones clínicas de esta enfermedad son semejantes a las de la estenosis mitral. Sin embargo, faltan el chasquido de apertura y el soplo diastólico a la auscultación, no hay evidencia radiológica, ni electrocardiográfica de crecimiento auricular izquierdo y, en el cateterismo, no se observa gradiente mitral y la presión capilar pulmonar es normal.

Comunicación interauricular: Se confunde en ocasiones con estenosis mitral; en ambas aparecen datos clínicos, electrocardiográficos y radiográficos de agrandamiento ventricular derecho y acentuación de la trama vascular pulmonar. No obstante, la ausencia de agrandamiento auricular izquierdo y de líneas B de Kerley, así como el desdoblamiento fijo de S_2 hablan a favor de comunicación interauricular.

Mixoma de la aurícula izquierda: En ocasiones este tumor cardiaco obstruye el vaciamiento de la aurícula izquierda, originando disnea, un soplo diastólico y cambios hemodinámicos similares a los de la estenosis mitral. Sin embargo, los pacientes con un mixoma suelen mostrar datos sugestivos de alguna enfermedad generalizada, como pérdida de peso, fiebre, anemia, embolias sistémicas y elevación de IgG e interleucina 6 (IL-6) séricas. Los datos en la auscultación varían con la posición del cuerpo y el diagnóstico se establece al demostrar la presencia de una tumoración característica en la aurícula izquierda por ecocardiografía.

Tratamiento:

Medidas generales y terapéuticas:

- Evaluar periódicamente el comportamiento y el desarrollo de la enfermedad mitral en el paciente con EM, aun en casos ligeros o asintomáticos, debido a que la lesión evoluciona con el paso del tiempo a grados mayores de obstrucción y severidad.

- Se indicara la restricción del consumo de sodio en la dieta y el uso de dosis de mantenimiento de diuréticos por vía oral en pacientes con EM sintomática. La disnea mejora con la restricción de sal y el uso de diuréticos.

-Se administra penicilina para infecciones por estreptococo beta hemolítico del grupo A, lo que previene la fiebre reumática.

- Se indica los digitálicos, los que son de utilidad para reducir la frecuencia ventricular en pacientes con fibrilación auricular (FA). El digital mejora de manera considerable la tolerancia al esfuerzo en el caso de la fibrilación auricular al disminuir la respuesta ventricular. El digital no es particularmente útil si el paciente se mantiene en ritmo sinusal.

- En la fibrilación auricular de inicio reciente es útil intentar la reversión a ritmo sinusal mediante cardioversión eléctrica, en particular después de practicar una comisurotomía mitral. (1)

- Los anticoagulantes están indicados en la fibrilación auricular crónica o intermitente y en los pacientes que han presentado una embolia. Debe administrarse warfarina por tiempos indefinidos, en pacientes con estenosis mitral que tienen fibrilación auricular o antecedentes de tromboembolia.

Los fármacos antiplaquetarios, por ejemplo la aspirina, pueden sustituirse cuando la warfarina está contraindicada. El dipiridamol debe ser evitado porque sólo es útil en las prótesis valvulares.

-Los beta-bloqueadores y los antagonistas de los canales del calcio que no pertenecen al grupo de dihidropiridinas, como el verapamilo o diltiazem, también son de utilidad para tratar la EM. (2)

En los enfermos con EM sintomática, el tratamiento médico consiste en beta-bloqueantes o antagonistas del calcio (verapamilo y diltiazem) para disminuir la frecuencia cardíaca; si el enfermo está todavía sintomático, se administran digital y diuréticos.

Los principales medicamentos indicados para tratar la EM, serian los Bloqueadores beta, la digoxina para controlar la frecuencia cardiaca en casos de fibrilación auricular; cardioversión para fibrilación auricular de inicio reciente; diuréticos para tratar la insuficiencia cardiaca, y antagonistas de los canales del calcio que no pertenecen al grupo de las dihidropiridinas (verapamilo y diltiazem), se usan para controlar la frecuencia cardiaca en la FA.

Tratamiento quirúrgico:

La comisurotomía mitral no sólo alivia los síntomas sino que mejora la expectativa de vida de los pacientes con estenosis grave (área valvular de 1,5 cm^2 o menos), ya que la mortalidad operatoria es baja (1-2%).

Un riesgo de la comisurotomía es el desarrollo de una regurgitación mitral significativa, que puede requerir un reemplazo valvular mediante prótesis.

Cuando existe la progresión de los síntomas después de un tiempo más o menos prolongado de practicada una comisurotomía efectiva puede deberse a una reestenosis o al deterioro de la función ventricular.

A menos que existan contraindicaciones, está indicada la valvulotomía mitral en pacientes sintomáticos, en clase funcional II al IV de la New York Heart Association (NYHA), con EM aislada cuya área valvular sea casi <1.0 cm^2/m^2 de superficie corporal o <1.5 cm^2 en adultos de tamaño normal.

Puede llevarse a cabo la valvulotomía mitral por medio de dos técnicas: valvulotomia percutánea con globo y valvulotomía quirúrgica. En la cirugía con balón se dirige un catéter a la aurícula izquierda por medio de punción a través del tabique y se dirige un globo a través de la válvula, el cual se infla en el orificio valvular.

Cuando la válvula mitral está calcificada o es muy rígida (con comisurotomía previa o sin ella), la única opción quirúrgica válida es su sustitución por una prótesis mecánica o biológica.

La sustitución de la válvula mitral es necesaria en pacientes con estenosis mitral e insuficiencia mitral significativa asociada, en quienes hay notable distorsión valvular, dada la manipulación previa por medios quirúrgicos o a través de catéter, o en quienes el cirujano no encuentra factible mejorar la función valvular de manera significativa, y no hay otra opción que el uso de la prótesis valvular.

En todos los pacientes con válvulas mecánicas son obligatorias la administración de warfarina y las dosis bajas de aspirina o dipiridamol.

Bibliografía:

1. Farreras Rozman. Temas de medicina Interna. 14. Edición. Ediciones Hartcourt.Año:2000
2. Harrison. Principios de Medicina Interna. Editorial McGraw-Hill. 17 ediciones. Año.2008
3. Carlos Alva, Belinda González, Carlos Meléndez, Santiago Jiménez, David Jiménez, Felipe David, Agustín Sánchez, José Ortegón, Mariano Ledesma, José Antonio Magaña, Rubén Argüero. Estenosis mitral congénita. Experiencia 1991-2001 .Vol. 71 Número 3/Julio-Septiembre 2001:206-213
4. X Cía Mendioroz, D de Castro Campos, D Escribano García, J Segovia Cubero. Valvulopatía mitral .Medicine-Programa de Formación Médica Continuada Acreditado 13 (40), 2302-2312, 2021
5. Monroy Pesantez, M. F., Saracay Carrillo, H. E., Dominguez Vacacela, E. D., & Manzano Silva, R. Sindrome de Lutembacher. Recimundo Vol. 6 N°2 (2022)
6. Orlando D. Navarro, Luis J. Fernández. Estenosis mitral por mixoma auricular izquierdo. Rev Colomb Cardiol. 2016;23(4):304.e1---304.e4
7. Helmut Baumgartner, Volkmar Falk, y cols .Guía ESC/EACTS 2017 sobre el tratamiento de las valvulopatías. Grupo de Trabajo de la

Sociedad Europea de Cardiología (ESC) y la European Association for Cardio-Thoracic Surgery (EACTS) sobre el tratamiento de las valvulopatías, Rev Esp Cardiol. 2018;**71(2)**:110.e1-e47

Titulo: Insuficiencia mitral.

Autor: Dr. Jorge Serra Colina.

Introducción:

La insuficiencia mitral se define como la incompetencia del aparato valvular mitral, que impide un adecuado cierre de la válvula auriculo-ventricular mitral, lo cual permite el reflujo de parte del volumen sanguíneo que se encuentra en el ventrículo izquierdo que llego durante la diástole, a la aurícula izquierda durante la sístole ventricular.

Se plantea que en la mitad de los casos, la insuficiencia mitral es de origen reumático. Las alteraciones anatómicas que determinan la incompetencia de la válvula son la rigidez y la retracción de las valvas y el acortamiento y la fusión de las cuerdas tendinosas. La insuficiencia mitral reumática es más frecuente en el sexo masculino.(1)

En la cardiopatía isquémica puede producirse una insuficiencia mitral por rotura o disfunción de un músculo papilar o por dilatación del ventrículo, con aneurisma o sin éste. La dilatación del ventrículo izquierdo de cualquier etiología, pero en particular en la miocardiopatía dilatada, origina una regurgitación mitral por ensanchamiento del anillo y desplazamiento hacia fuera de los músculos papilares. La calcificación del anillo mitral, más común en los ancianos, puede también determinar una incompetencia de la válvula.

El único gran estudio epidemiológico poblacional con empleo sistemático de la ecocardiografía fue realizado en Estados Unidos.(5) En este fueron incluidos 11911 pacientes, la prevalencia de cardiopatía valvular fue del 2,5%, y la de insuficiencia mitral del 1,7%, siendo ésta la valvulopatía más frecuente.(4,5)

La prevalencia de insuficiencia mitral no difería marcadamente entre sexos, pero aumentaba considerablemente con la edad, oscilando entre < 2% en menores de 65 años, hasta un 13,2% en mayores de 75 años.(4)

El Euro Heart Survey incluyó 5.001 pacientes procedentes de 92 centros de 25 países europeos en el año 2001. El 71,9% tenía enfermedad sobre válvula nativa, de los que el 31% presentaba insuficiencia mitral solo superada en frecuencia por la estenosis aórtica (34%). (5,6)

La insuficiencia mitral (IM), puede ser causada por alteraciones de cualquiera de las estructuras que componen el aparato valvular mitral, que pueden aparecer aisladas o en combinación, se pueden observan anomalías de las válvulas mitrales, anomalías del anillo mitral, anomalías de las cuerdas tendinosas o anomalías de los músculos pailares.

Entre las patologías causantes de IM se menciona la *endocarditis bacteriana*, donde la regurgitación mitral, que se instaura de forma aguda, se debe a la afección de las propias valvas o de las cuerdas tendinosas.

También puede producirse como resultado de una comisurotomía inadecuada o por dehiscencia de una prótesis mitral.

Otra causa importante de insuficiencia mitral la constituye el síndrome de prolapso mitral, cuyo sustrato anatómico es la degeneración mixomatosa de la válvula mitral, lo que determina una elongación anormal de las cuerdas tendinosas y un aumento de tamaño de la hoja posterior que, en sístole, se proyecta parcialmente en el interior de la aurícula.

Causas menos frecuentes de regurgitación mitral son la miocardiopatía hipertrófica, la artritis reumatoide, la espondiloartritis anquilopoyética y ciertas malformaciones congénitas como la fibroelastosis endocárdica y la transposición de los grandes vasos.

Fisiopatología:

En los pacientes con IM, la resistencia a la expulsión del ventrículo izquierdo esta disminuida, el volumen de sangre regurgitada al inicio de la eyección reduce la tensión del ventrículo, por lo que la aurícula actúa como cámara de descompresión de aquél.

El gasto cardíaco suele mantenerse, incluso en la insuficiencia mitral grave, ya que la actividad contráctil se emplea en producir un vaciado ventricular más completo.

Cuando la función ventricular se deteriora, el volumen del ventrículo aumenta y, en estadios avanzados, el gasto cardíaco disminuye.

Para un volumen de regurgitación dado, la elevación de la presión auricular media y, por consiguiente, de las presiones pulmonares, depende fundamentalmente de la distensibilidad de la aurícula (es decir, de la relación pasiva presión-volumen).

Se dice que cuando la distensibilidad auricular es normal o está reducida, la aurícula está poco aumentada de tamaño y su presión es alta. Un ejemplo de ello lo ofrece la insuficiencia mitral aguda por rotura del pilar posterior en un infarto o por una endocarditis bacteriana; la elevación súbita de la presión puede determinar la aparición de un edema agudo de pulmón y, a veces, fallo derecho, manteniendo el paciente un ritmo sinusal.

La situación opuesta corresponde a los enfermos con insuficiencia mitral crónica, aurícula izquierda gigante y presiones normales o sólo ligeramente elevadas en el árbol pulmonar. Por ello, los signos de congestión pulmonar son escasos o ausentes; en cambio, el gasto cardíaco suele ser bajo, por lo que predominan la fatiga y la debilidad muscular.

En la insuficiencia mitral grave, la presión telediastólica del ventrículo izquierdo aumenta, la sobrecarga crónica de volumen en la aurícula izquierda, parece modificar la relación presión-volumen diastólico ventricular en el sentido de aumentar la distensibilidad.

Cuadro clínico:

Los mecanismos fisiopatológicos expuestos anteriormente explican que la historia natural de la insuficiencia mitral no sea igual en todos los casos. Los síntomas que dependen de la congestión pulmonar, es decir la disnea, son progresivos y menos episódicos que en el caso de la estenosis mitral.

Mientras que la hemoptisis y el edema agudo de pulmón son raros, excepto en la insuficiencia mitral aguda. En los casos menos frecuentes en los que predomina la reducción del gasto cardíaco, las manifestaciones clínicas características son fatiga y debilidad muscular, que también aparecen al producirse un fallo derecho como consecuencia de una hipertensión pulmonar. En la insuficiencia mitral pura la embolia sistémica es infrecuente.

Examen físico:

A la exploración física, el pulso venoso yugular es normal, en ausencia de insuficiencia cardíaca congestiva. El pulso carotídeo suele mostrar un ascenso rápido.

El latido de la punta suele ser amplio, como corresponde a una sobrecarga de volumen, y se halla desplazado hacia fuera y abajo.

Cuando existe hipertensión pulmonar, se palpan el cierre pulmonar y el latido del ventrículo derecho hipertrófico.

La auscultación pone de manifiesto un primer ruido de intensidad disminuida, que queda incluido prácticamente en un soplo sistólico en general largo (holosistólico), de frecuencia alta, en chorro de vapor, irradiado a la axila y que se detecta mejor con la membrana del estetoscopio.

Cuando hay hipertensión pulmonar, el componente pulmonar del segundo ruido se halla reforzado y puede aparecer un *clic* de eyección. La presencia de un chasquido de apertura mitral indica la existencia de una estenosis asociada.

En la insuficiencia mitral grave el llenado rápido ventricular produce un tercer ruido, al que puede seguir un soplo mesodiastólico.

La existencia de un primer ruido intenso, al igual que la ausencia de tercer ruido, excluyen una insuficiencia mitral grave. La principal característica de ésta es el soplo sistólico largo, de intensidad III/VI o mayor, con frecuencia acompañado de frémito.

En la IM la irradiación más común del soplo sistólico de insuficiencia mitral es hacia la axila, aunque en ciertos pacientes puede transmitirse hacia la base y confundirse con un soplo de estenosis aórtica.

Examen de Rayos X:

Los signos radiológicos característicos son la dilatación de la aurícula y del ventrículo izquierdo y, en su caso, la aparición de imágenes de congestión pulmonar.

En la insuficiencia mitral pura no suelen observarse calcificaciones valvulares, al contrario de lo que sucede en el caso de la estenosis. Aunque una y otra forma de afección valvular puede determinar una dilatación importante de la aurícula izquierda, ésta suele ser más intensa en la insuficiencia mitral grave crónica.

El examen fluoroscópico con el amplificador de imagen permite observar la expansión sistólica de la aurícula.

Electrocardiograma:

Mientras el paciente mantiene el ritmo sinusal, la dilatación auricular se traduce, como en el caso de la estenosis, por el ensanchamiento de la onda P y su aspecto bimodal, a causa del aumento de la aurícula izquierda.

El crecimiento ventricular izquierdo se manifiesta por la presencia de ondas Q profundas y ondas R altas con T positiva, a causa de una sobrecarga diastólica.

Ecocardiograma:

Esta prueba permite apreciar la anatomía del aparato valvular mitral, así como las dimensiones y funciones de las cavidades ventricular, y auricular izquierdas, mediante la técnica de eco Doppler es posible calcular el grado y la fracción de regurgitación.

El diagnóstico de insuficiencia mitral por Doppler se basa en la detección de un flujo turbulento en la aurícula izquierda durante la sístole.

En ocasiones es posible llegar a un diagnóstico causal, como una válvula flotante, cuerda tendinosa rota, o vegetaciones en la endocarditis infecciosa.

Complicaciones:

- Insuficiencia cardiaca izquierda.
- Embolismo periférico.
- Endocarditis infecciosa.

Tratamiento:

El tratamiento médico consiste en la reducción del ejercicio físico y del aporte de sodio en la dieta y se indica el uso de diuréticos, vasodilatadores, inhibidores de la ECA y digoxina, si se presenta una insuficiencia cardiaca, además se indica si se asocia a una fibrilación auricular.

Los anticoagulantes se emplean cuando hay antecedentes de embolia, gran dilatación auricular o fibrilación auricular.

Las indicaciones de cardioversión en la fibrilación auricular son las mismas descritas en la estenosis mitral. Los pacientes con insuficiencia mitral deben recibir profilaxis antibiótica en caso de una extracción dentaria o de cualquier otro tipo de intervención.

Tratamiento quirúrgico:

El tratamiento definitivo de la regurgitación mitral es quirúrgico y consiste, en general, en la implantación de una prótesis valvular, aunque algunos pacientes con válvula móvil (no calcificada) y dilatación del anillo pueden beneficiarse de una anuloplastia o de una reparación valvular.

Aunque se observan pacientes asintomáticos o que sólo presentan síntomas al realizar esfuerzos considerables, por lo que pueden vivir durante muchos años con escaso deterioro funcional, por lo que no son candidatos al tratamiento quirúrgico.

Se considera la opción del tratamiento quirúrgico en aquellos pacientes con regurgitación severa, aun sin síntomas, y si cumplen las condiciones para el mismo.

Bibliografía:

1. Farreras Rozman. Temas de medicina Interna. 14. Edición. Ediciones Hartcourt. Año:2000
2. Harrison. Principios de Medicina Interna. Editorial McGraw-Hill. 17 ediciones. Año.2008
3. Héctor I. Michelenaa, Valentina M. Bicharaa, Edit Margaryana, Inga Fordea, Yan Topilskya, Rakesh Suri y Maurice Enríquez-Sarano. Avances en el tratamiento de la insuficiencia mitral grave. Rev Esp Cardiol. 2010;63(7):820-31

4. Daniel Gaitán Román, Ricardo Vivancos Delgado* y Manuel de Mora Martín. Situación actual de la insuficiencia mitral: aspectos epidemiológicos y clínicos. Elsevier, c a r d i o c o r e . 2 0 1 2;4 7(3):91–93
5. Nkomo VT, Gardin JM, Skelton TN, et al. Burden of valvular heart diseases: a population based study. Lancet. 2006;368:1005–11.
6. Lung B, Baron G, Butchart EG, et al. A prospective survey of patients with valvular heart disease in Europe: The Euro Heart Survey on Valvular Heart Disease. Eur Heart J. 2003;24:1231–43.

Titulo: Síndrome del prolapso de la válvula mitral (enfermedad de Barlow).

Autor: Jorge Serra Colina.

Introducción:

El síndrome del prolapso de la válvula mitral o prolapso de la válvula mitral, es un síndrome clínico tan frecuente como variable, que se produce por múltiples mecanismos patogénicos del aparato mitral.
Entre estos mecanismos se encuentran el exceso y redundancia del tejido de la valva, a menudo afectado por un proceso degenerativo mixomatoso con una gran concentración de mucopolisacáridos ácidos, como consecuencia de alteraciones en el metabolismo de la colágena. (3,5,7)

Aunque generalmente es una patología benigna, en algunos individuos puede cursar con una regurgitación mitral severa y gran dilatación ventricular.

El prolapso de la válvula mitral (PVM) se considera que es es una causa común de regurgitación mitral.

Se plantea que el origen de este síndrome no está completamente aclarado; se ha implicado una degeneración mixomatosa del tejido valvular, en particular de la valva posterior, una elongación de las cuerdas tendinosas y una alteración regional de la contractilidad, isquémica o no.

El PVM es un hallazgo frecuente en pacientes con colagenopatías hereditarias, lo que incluye síndrome de Marfan , osteogénesis imperfecta y síndrome de Ehlers-Danlos.(3)

Además el prolapso de la válvula mitral puede asociarse a deformidades esqueléticas similares a las del síndrome de Marfan , como el paladar ojival y las alteraciones del tórax y de la columna vertebral dorsal, incluido el denominado síndrome de la espalda recta. (3)

El prolapso de la válvula mitral es una entidad clínica bien reconocida desde el año 1963, cuando John Brereton Barlow describió el prolapso valvular mitral como "una enfermedad congénita en la cual una o ambas valvas de la mitral protruyen hacia la aurícula izquierda durante la sístole, fue este año que finalmente se tuvo la confirmación clínica, fonomecanocardiográfica y angiográfica de la misma. (4,5)

Cuadro clínico:

En la mayoría de los pacientes con PVM se observa regurgitación mitral leve, Además se han reportado complicaciones arrítmicas y no arrítmicas potencialmente graves, como la muerte súbita y la endocarditis infecciosa.

Se observa que algunos pacientes afectados presentan arritmias diversas, embolias sistémicas o dolores torácicos de etiología incierta.

También se han reportado complicaciones como arritmias, y otras no arrítmicas, pero potencialmente graves, como la muerte súbita y la endocarditis infecciosa.

Es frecuente en mujeres jóvenes y en el síndrome de Marfan, algunos pacientes presentan malformaciones torácicas o, incluso en ausencia de un síndrome de Marfan florido, un paladar ojival. En ocasiones se asocia a una cardiopatía congénita, sobre todo la comunicación interauricular.

A la auscultación se escucha la presencia de un clic mesosistólico o telesistólico, a veces múltiple, seguido de un soplo telesistólico. El hallazgo más frecuente es el chasquido en la mitad o al final de la sístole (no expulsivo), que aparece 0.14 s o más, después del primer ruido; se piensa que está generado por la tensión brusca de las cuerdas tendinosas alargadas y flácidas, o por el prolapso de la valva mitral cuando alcanza su máximo desplazamiento; los chasquidos sistólicos pueden ser múltiples y a veces se siguen de un soplo telesistólico de alta frecuencia creciente-decreciente, en ocasiones "chirriante" o "de bocina", que se oye mejor en la punta.

El clic se ha atribuido a la tensión de las cuerdas tendinosas o a la propia válvula, cuando su grado de prolapso dentro de la aurícula es mayor; el soplo correspondería a la regurgitación. Las intervenciones que disminuyen el volumen ventricular, como la inhalación de nitrito de amilo, la maniobra de Valsalva o el simple hecho de adoptar la posición ortostática, aumentan el grado de prolapso y adelantan el clic y el soplo;

Se dice que el ejercicio isométrico y los fármacos que elevan las resistencias periféricas, al aumentar el volumen ventricular, reducen el prolapso y pueden disminuir o hacer desaparecer sus manifestaciones acústicas.

Para el diagnóstico de prolapso de válvula mitral se debe tener en cuenta varios factores, como el cuadro clínico del paciente, el examen físico y los estudios de imagen cardíaca, como el ecocardiograma.

Exámenes complementarios:

- ECG: Se pueden observar trastornos de la repolarización (ondas T bifásicas o invertidas), en especial en las caras inferior y lateral.

- Ecocardiograma: Se registra un desplazamiento hacia atrás de la hoja posterior de la mitral en sístole. El prolapso mitral se define por un abultamiento sistólico anormal u "ondulante" de una o ambas valvas hacia la aurícula izquierda, mayor o igual a 2 mm, más allá de una línea que conecta los puntos de bisagra anular en la vista del eje paraesternal largo. (2)

La clasificación del PVM, lo divide en:

Clásico o no clásico dependiendo del grosor de la válvula mitral, si es mayor igual a 5 mm es clásico.

Simétrico o asimétrico, es simétrico cuando ambas valvas se unen en puntos comunes del prolapso, en un mismo plano del anillo mitral, de lo contrario en la asimétrica, una de las valvas está más desplazada hacia la aurícula izquierda.

Flotante o no flotante, es flotante cuando el extremo de una valva se invierte haciéndose cóncava hacia el atrio izquierdo. (2)

- Angiografía: La prueba pone de relieve el prolapso de la valva posterior hacia la aurícula izquierda en sístole, así como ciertas anomalías de la contracción ventricular.

- **Clasificación del prolapso de la válvula mitral. Tabla.**

Clasificación del PVM.		Características.
Clásico.	No clásico.	Dependiendo del grosor de la válvula mitral, si es mayor igual a 5 mm es clásico.
Simétrico.	Asimétrico.	Se dice que es simétrico cuando ambas valvas se unen en puntos comunes del prolapso, en un mismo plano del anillo mitral.
Flotante.	No flotante.	Se dice que es flotante cuando el extremo de una valva se invierte haciéndose cóncava hacia el atrio izquierdo.

Tratamiento:

En el tratamiento del PVM está indicada la profilaxis de la endocarditis infecciosa para pacientes con antecedente de endocarditis, mientras que el tratamiento del dolor torácico es sintomático, a su vez el de las arritmias resulta en ocasiones difícil, cuando se presentan palpitaciones por la existencia de extrasístoles ventriculares frecuentes, en estos casos se administra propranolol. Los beta-bloqueadores en ocasiones alivian el dolor torácico y controlan las palpitaciones.

Si el paciente presenta síntomas por insuficiencia mitral grave, está indicada la reparación de la válvula mitral, o rara vez la sustitución. Debe administrarse tratamiento antiplaquetario, por ejemplo con ácido acetilsalicílico a pacientes con cuadros de isquemia cerebral transitoria y, si éste no es eficaz, debe valorarse el empleo de anticoagulantes como warfarina.

Los pacientes con prolapso valvular mitral más insuficiencia mitral moderada y ritmo sinusal, son candidatos a reparación valvular. Ahora cuando no se pueda reparar y se requiera sustitución valvular, el tratamiento quirúrgico deberá reservarse para los pacientes con insuficiencia mitral severa y preferentemente con función ventricular conservada. (5)

Bibliografía:

1. Farreras Rozman. Temas de medicina Interna. 14. Edición. Ediciones Hartcourt.Año:2000
2. Eduardo Alvarado Sánchez, Randall Quirós Fallas, Andrés Benavides Santos y Andrés Jimenez Severino .Resumen de Caso Clínico: Enfermedad de Barlow en paciente que consulta por insuficiencia Cardiaca Aguda. Rev. Costarric. Cardiol. Vol. 23 (N.º 2), Diciembre, 2021
3. Harrison. Principios de Medicina Interna. Editorial McGraw-Hill. 17 ediciones. Año.2008
4. Nydia Ávila Vanzzini, Jorge Kuri Alfaro, Sergio Trevethan Cravioto, Nilda Espínola Zavaleta, Laura Rodríguez Chávez, José A Carballo Quiñones, Héctor Herrera Bello. Daño miocárdico grave en un caso de síndrome de Barlow.Archivos de Cardiologia de Mexico, Vol. 77 Número 4/Octubre-Diciembre 2007:313-319
5. Emma Rosas-Munive, A Gabriela Valenzuela-Flores, Adriana Abigail Valenzuela-Flores. Prolapso valvular mitral. Revisión de la literatura. Cir Ciruj 2004; 72: 415-420
6. C.A. Morales, A. Escalera, C. Salmerón et al.Insuficiencia mitral en la enfermedad de Barlow. La mirada desde la reparación. Servicio de Cirugía Cardiovascular, Área de Gestión Clínica del Corazón, Hospital Universitario Central de Asturias (HUCA), Oviedo, España, https://doi.org/10.1016/j.circv.2021.12.006
7. Jaffe AS. Geltman EM, Rodey GE, Uitto J. Mitral valve prolapse: a consistent manifestation of type IV Ehlers-Danlos syndrome. The pathogenetic role of the abnormal production of type III collagen. Circulation 1981;64:12.

www.ingramcontent.com/pod-product-compliance
Lightning Source LLC
Chambersburg PA
CBHW082109220526
45472CB00009B/2104